Natürlich gesund

Dr. rer. nat. Pierce Towns

Natürlich gesund

Ernährung - Mikrobiom - Mitochondrien - Lebensstil

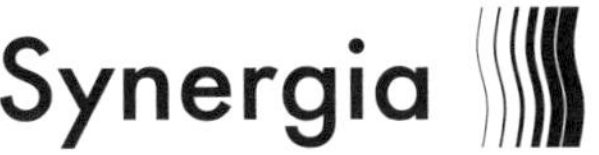

1. Auflage, 2022
Veröffentlicht im Synergia Verlag, Basel, Zürich, Roßdorf
eine Marke der Sentovision GmbH, www.synergia-verlag.ch

Umschlaggestaltung, Gestaltung und Satz: FontFront.com, Roßdorf
Printed in EU
ISBN-13: 978-3-907246-68-9

Bibliografische Information der Deutschen Bibliothek
Die Deutsche Bibliothek verzeichnet diese Publikation in der deutschen Nationalbibliographie; detaillierte bibliografische Daten sind im Internet unter http://dnb.ddb.de abrufbar.

Inhaltsverzeichnis

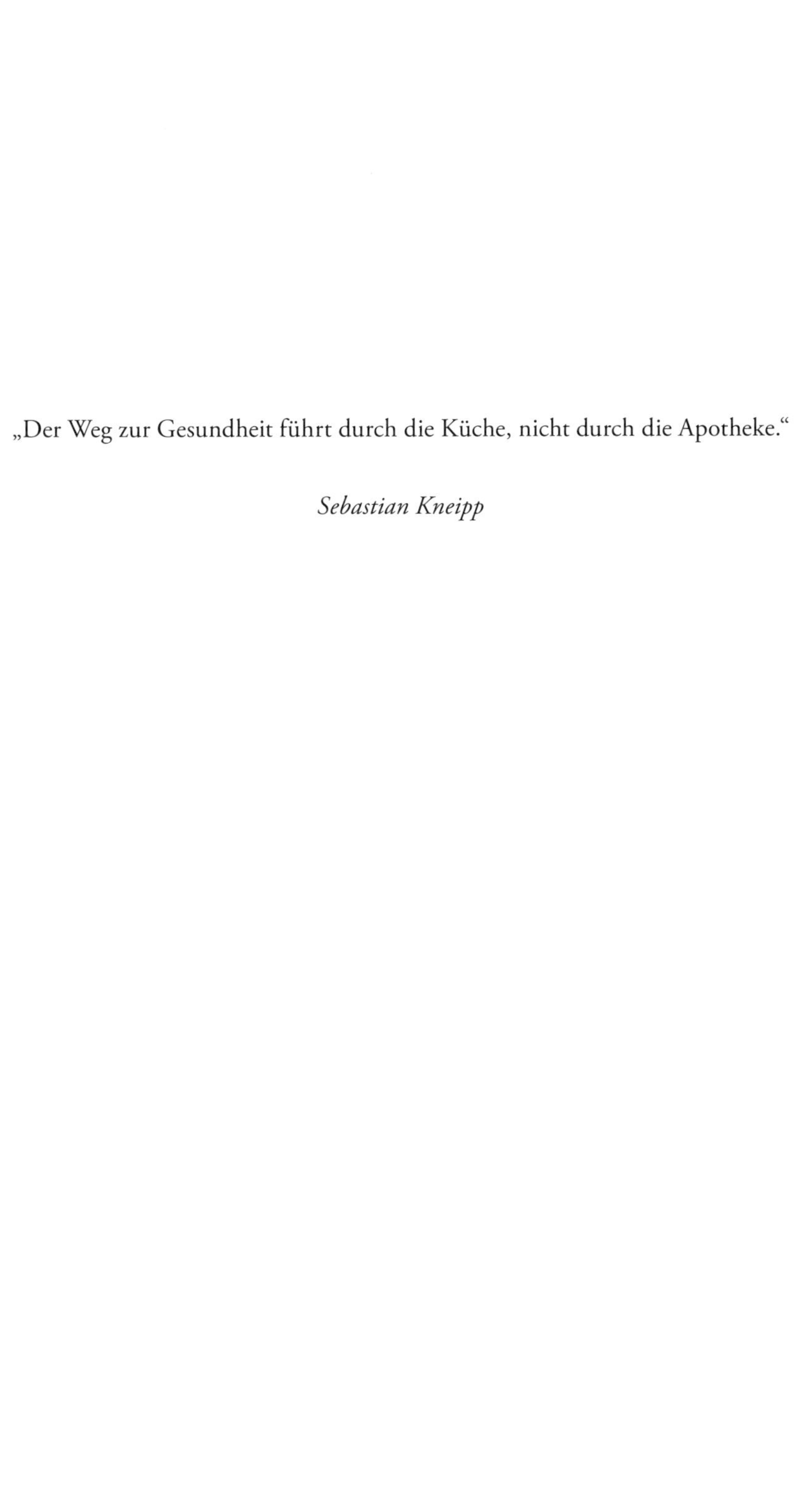

„Der Weg zur Gesundheit führt durch die Küche, nicht durch die Apotheke."

Sebastian Kneipp

Stille Entzündungen - Ursache chronischer Erkrankungen

Eine der wichtigsten medizinischen Entdeckungen der letzten Jahrzehnte ist, dass stille Entzündungen nicht nur bei einigen wenigen Krankheiten relevant sind. Vielmehr sind sie ursächlich an den meisten chronischen Erkrankungen, den klassischen Zivilisationskrankheiten, beteiligt. Dazu gehören vor allem:

- Herz-Kreislauf-Erkrankungen
- neurodegenerative Erkrankungen
- Depression
- Krebs
- Autoimmunerkrankungen
- metabolisches Syndrom
- Typ-2-Diabetes
- nicht-alkoholische Fettleber
- Osteoporose

Akute Entzündungen sind allgemein bekannt, schon weil sie sich mit spürbaren Symptomen – Schmerzen, Hitze, Rötungen, Schwellungen und Funktionseinschränkungen – bemerkbar machen. Sie stellen eine physiologische Schutzreaktion des Körpers dar, die dazu dient, den Organismus vor Bakterien, Viren und Giftstoffen zu schützen. Durch den Kontakt mit Pathogenen werden Immunzellen aktiviert, entzündungsfördernde Immunbotenstoffe (Zytokine) freigesetzt und eine lokale Entzündung in Gang gesetzt. Dadurch können Pathogene beseitigt und geschädigtes Gewebe repariert werden. Auch physische Verletzungen können diesen Prozess auslösen. Die Aktivierung der Entzündungsreaktionen ist zeitlich begrenzt und dauert nur solange an, bis die Bedrohung und Schäden beseitigt sind.

Tabelle 1: Akute und stille Entzündungen im Vergleich

	akute Entzündungen	stille Entzündungen
Auslöser	Pathogen (Virus/Bakterium), Giftstoffe, physische Verletzung	Störungen des Darm-Mikrobioms und der Mitochondrien
Dauer	kurz	chronisch
Stärke	hoch	niedrig
Ergebnis	Heilung, Beseitigung des Auslösers, Gewebereparatur	chronische Erkrankung
Altersbezug	nein	ja
Labormarker	C-reaktives Protein (CRP), Blutsenkungsgeschwindigkeit (BSG), Leukozytenzahl	hochsensitives C-reaktives Protein (hsCRP), Calprotectin, Interferon-gamma-induziertes Protein (IP-10), Histamin

Stille Entzündungen dagegen laufen weniger auffällig, dafür langfristig im Körper ab. Sie können ohne einen pathogenen Organismus oder eine sichtbare Verletzung entstehen. Verursacht werden sie in erster Linie durch anhaltende Störungen des Darm-Mikrobioms und der Mitochondrien, den "Kraftwerken" der Zelle. Liegt im Darm ein Ungleichgewicht des Mikrobioms (Dysbiose) vor, ist häufig eine durchlässigere Darmschleimhaut die Folge. Diese auch Leaky Gut genannte Störung der Barrierefunktion sorgt für den Durchtritt von bakteriellen Bruchstücken (z. B. Lipopolysacchariden) und Nahrungsbestandteilen, die vom Immunsystem als unerwünscht erkannt und bekämpft werden. Zusätzlich gefördert werden solche Entzündungsreaktionen, wenn die beteiligten Zellen aufgrund geschädigter Mitochondrien unter Energiemangel sowie verstärktem oxidativem und nitrosativem Stress leiden (siehe Kapitel Mitochondrien).

Die Fehlfunktionen von Darm und Mitochondrien führen zu einer unterschwelligen, permanenten Aktivierung des Immunsystems und dadurch zu nicht abklingenden stillen Entzündungen. Diese verursachen und verstärken ihrerseits Störungen in Darm und Mitochondrien – ein Teufelskreis entsteht. Anders als akute Entzündungen sind stille Entzündungen nicht unmittelbar spür- oder sichtbar. Vielmehr schwelen sie oft lange unbemerkt, bis sie sich in Form von chronischen Erkrankungen offenbaren. Obendrein treten sie oft als Multisystemerkrankungen auf (Abbildung 1).

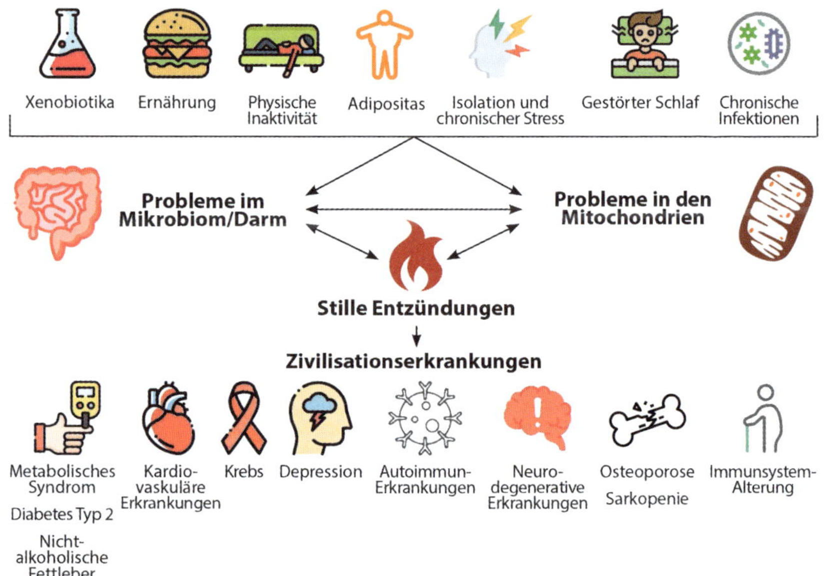

Abbildung 1. Ursachen und Folgen stiller Entzündungen

Ernährung

Die Auslöser für Störungen und Dysfunktionen im Darm-Mikrobiom und den Mitochondrien sind vielfältig. Einer der wichtigsten Faktoren ist eine schlechte Ernährung. In vielen Industrieländern ist die Ernährung seit mehreren Jahrzehnten reich an Auszugsmehl, Zucker, Alkohol und insgesamt vor allem an stark verarbeiteten Lebensmitteln, die oft Konservierungsstoffe, Geschmacksverstärker und Emulgatoren enthalten. Andererseits ist der Konsum von Obst, Gemüse und somit ballaststoffreichen bzw. präbiotischen Nahrungsmitteln und von Omega-3-Fettsäuren zu gering. Ein Weiteres bewirken die modernen Züchtungs- und Wachstumsbedingungen: Obst und Gemüse enthalten heute deutlich geringere Mengen an Mikronährstoffen als früher und sind obendrein oft mit Pestiziden und anderen Schadstoffen belastet.

Ein weiteres Problem sind industrielle Transfette und Salz. Die optimale Salzmenge liegt bei 7,6 bis 12,7 g pro Tag. Höhere bzw. niedrigere Mengen sind mit einem größeren kardiovaskulären Risiko und Sterberisiko verknüpft. Ein zu hoher Salzkonsum kann zudem bei Immunzellen eine pro-entzündliche Funktion fördern und das Mikrobiom nachteilig beeinflussen. Letzteres zeigt sich beispielhaft in einer Verringerung der wichtigen Lactobacillus-Populationen bei Tieren und Menschen.

Diese insgesamt unnatürliche Ernährung hat Auswirkungen: negative Veränderungen des Darm-Mikrobioms und der Darmbarriere (Leaky Gut), sowie Schäden in den Mitochondrien – und in der Folge stille Entzündungen.

Übergewicht

Auch Übergewicht kann zu Entzündungen beitragen. Das Fettgewebe adipöser Menschen enthält nicht nur mehr und größere Fettzellen als das von gesunden Schlanken, sondern auch wesentlich mehr Immunzellen. Während etwa die großen Fresszellen (Makrophagen) bei Schlanken 20 Prozent des weißen Fettgewebes ausmachen, sind es bei Adipösen bis zu 40 Prozent. Die größere

Anzahl an Makrophagen produziert entsprechend mehr Zytokine, die lokal und im gesamten Körper Probleme bereiten. Stille Entzündungen können wiederum nicht nur durch Übergewicht ausgelöst und verschlimmert werden, sondern umgekehrt auch eine Ursache für Übergewicht sein.

Xenobiotika

Die zunehmende Urbanisierung und Industrialisierung der letzten 200 Jahre hat zu einer beispiellosen Zunahme an Xenobiotika in der menschlichen Umwelt geführt. Xenobiotika sind vom Menschen hergestellte Verbindungen, die in der Natur nicht vorkommen und oft entzündungsbedingte Erkrankungen hervorrufen können. Einige dieser körperfremden Stoffe führen nicht nur zu stillen Entzündungen, sondern auch zur Östrogenisierung der Umwelt und gefährden damit die geschlechtliche Fortpflanzung aller Wirbeltiere inklusive des Menschen.

Xenobiotika kommen vor allem in Luft, Wasser, Nahrung, Körperpflegeprodukten, Pharmazeutika und Haushaltsreinigern vor. Zu diesen Verbindungen gehören z. B.:

- pharmazeutische Wirkstoffe
- Konservierungsmittel
- Geschmacksverstärker
- künstliche Aroma- und Farbstoffe
- Phthalate
- Per- und Polyfluoralkylstoffe
- Bisphenole
- polyzyklische aromatische Kohlenwasserstoffe (PAK)
- Flammschutzmittel
- Tabakrauch

Unter den Medikamenten verringern frei verfügbare Schmerzmittel wie Aspirin, Diclofenac oder Ibuprofen zwar akute Schmerzen und Entzündungen, wirken jedoch im Darm wie Mini-Handgranaten. Sie explodieren, reißen kleine Löcher in die Darmwand und schädigen dadurch vor allem bei langfristiger Einnahme massiv den Darm.

Chronischer Stress, wie er durch hohe Anforderungen in der modernen Arbeitswelt und auch im privaten Umfeld häufig entsteht, kann zu einem chronisch hohen Cortisolspiegel führen. Dieser verhindert, dass Entzündungen durch Glucocorticoide herunterreguliert werden. Auch soziale Isolation ist ein häufiges Phänomen unserer Gesellschaft, das zu massiven psychischen und daraus folgenden physischen Problemen führt. In traditionellen Jäger-Sammler-Gesellschaften war soziale Isolation oft gleichbedeutend mit dem Tod. Das erklärt gut, warum diese für unseren Organismus Stress bedeutet. Ein weiterer bedeutender Faktor ist die Zunahme von Licht im blauen Spektrum – durch Smartphones, Monitore, Fernseher und LED-Lampen – nach Sonnenuntergang. Das führt zu nächtlicher Wachheit und Störungen im Tag-Nacht-Rhythmus (zirkadianen Rhythmus), was wiederum Entzündungen begünstigt. So hat sich beispielsweise herausgestellt, dass Nachtschichtarbeit das Risiko für das metabolische Syndrom, Adipositas, Typ-2-Diabetes, kardiovaskuläre Erkrankungen und Krebs erhöht beziehungsweise diese sogar verursachen kann.

Physische Inaktivität ist ein weiterer Faktor, der maßgeblich zu stillen Entzündungen beiträgt. Die Folgen mangelnder Aktivität sind einerseits eine Abnahme der Muskelmasse und andererseits eine Zunahme viszeralen Fettgewebes, also des Fetts um die Organe der Bauchhöhle. Muskeln wie auch Fettgewebe produzieren Hormone, jedoch mit gegenteiliger Wirkung: Während Muskelkontraktionen, also Bewegung, antientzündlich wirken, führt viszerales Fett zu mehr Entzündungen.

Chronische Infektionen mit Viren, Bakterien und anderen Mikroben sind wahrscheinlich nicht der Hauptantreiber für stille Entzündungen. Jäger-Sammler-Gesellschaften waren und sind einer Vielzahl von Mikroben ausgesetzt, zeigen aber keine Anzeichen von stillen Entzündungen und ihren Folgeerkrankungen. Kommen jedoch weitere negative Umwelt- und Lebensstilfaktoren hinzu, können chronische Infektionen einen deutlichen zusätzlichen Beitrag zu entzündungsbedingten chronischen Erkrankungen leisten.

Um stille Entzündungen an ihrer Wurzel zu packen, ist es wichtig, die individuellen Auslöser zu erkennen, zu beseitigen oder wenigstens zu reduzieren. Ebenso sollten Mangelzustände ausgeglichen und der Körper entgiftet werden. Dadurch können sich Darm und Mitochondrien regenerieren und stabilisieren.

Fette – die verkannten Gesundheitsbringer

Aufgrund der jahrzehntelangen Verteufelung von Nahrungsfetten haben viele Menschen Ängste vor diesem natürlichen Lebensmittelbestandteil entwickelt. Schon das Betrachten eines Stücks Butter weckt bei manchen Assoziationen mit Herzerkrankungen. Inzwischen ist jedoch wissenschaftlich gesichert, dass diese Ängste nicht nur unbegründet sind, sondern dass vor allem die langkettigen Omega-3-Fettsäuren (ω3), aber auch andere Fette, therapeutisch positive Wirkungen haben können.

Fettsäuren unterscheiden sich in ihrer Kettenlänge, also der Anzahl der aneinandergereihten Kohlenstoffatome, und in Bezug auf Anzahl und Position ihrer Doppelbindungen. **Gesättigte Fettsäuren** weisen keine Doppelbindung auf, da sämtliche Kohlenstoffatome mit der maximal möglichen Anzahl an Wasserstoffatomen verbunden, sprich gesättigt, sind (Abbildung 2). Die kurzkettigen Fettsäuren Essigsäure, Propionsäure und Buttersäure werden im Dickdarm von Bakterien durch die Fermentation löslicher Ballaststoffe gebildet. Vor allem die Buttersäure hat dort einen tumorpräventiven und die Darmschleimhaut nährenden Effekt. Alle drei kurzkettigen Fettsäuren wirken sich positiv auf die Stoffwechselsituation und die Mitochondrien aus. Die mittelkettigen Fettsäuren, die in großer Menge vor allem in Kokosöl enthalten sind, wirken antibakteriell und antiviral sowie gegen Karies, Plaque und Candida. Sie können darüber hinaus eine alternative Energiequelle für das Gehirn und im Rahmen einer Alzheimerbehandlung sinnvoll sein.

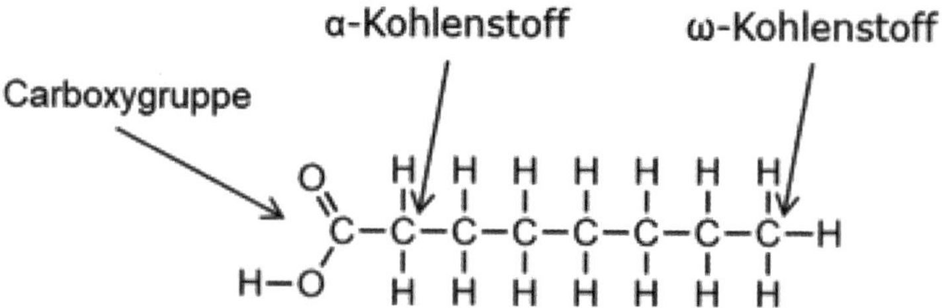

Abbildung 2. Beispiel für eine gesättigte Fettsäure (Caprylsäure).

Die wichtigsten Vertreter der langkettigen gesättigten Fettsäuren sind Palmitin- und Stearinsäure. Sie finden sich in tierischen Fetten wie Butter, aber auch in Kokosöl und Kakaobutter. Palmitinsäure kann zu entzündlichen Prozessen und Folgeerkrankungen führen. Problematisch ist allerdings weniger Palmitinsäure aus der Nahrung, sondern vielmehr eine übermäßige Eigenproduktion durch überhöhten Konsum von Kohlenhydraten, insbesondere Fructose (siehe Kapitel „Kohlenhydrate"). Nehmen wir vermehrt Palmitinsäure über die Nahrung auf, wird die Eigenproduktion gedrosselt. Palmitinsäure übernimmt zahlreiche essentielle Funktionen im Organismus: So wird die Beweglichkeit der Zellmembranen über den Palmitinanteil reguliert. Je mehr Palmitin in der Zellmembran ist, desto steifer wird diese. Palmitin wird an Proteine gekoppelt, damit diese in der Zellmembran verankert werden können und aus Palmitin wird Palmitoylethanolamid hergestellt – ein körpereigenes Schmerzmittel. Die mögliche entzündungsfördernde Wirkung der Palmitinsäure kann zudem durch eine ausreichende Versorgung mit langkettigen Omega-3-Fettsäuren aus Fisch und Fischöl praktisch aufgehoben werden. Die ebenfalls gesättigte Stearinsäure bewirkt, entgegen früheren Einschätzungen, nicht die Entwicklung von Insulinresistenz oder Diabetes, sondern wirkt sich günstig auf Cholesterin und Blutgerinnung aus und hat möglicherweise sogar Antitumoreffekte. Zahlreiche Humanstudien belegen, dass gesättigte Fettsäuren keineswegs für Herz-Kreislauf-Erkrankungen verantwortlich und somit als Nahrungsbestandteil unbedenklich sind.

Hochproblematisch für die Gesundheit dagegen sind menschengemachte **Transfette**. Während ungesättigte Fettsäuren einen Knick im Molekül haben, quasi gebogen sind, sind Transfette gerade. Sie finden sich zum Beispiel in Backwaren und Margarine und entstehen, wenn eigentlich harmlose pflanzliche Öle industriell gehärtet oder zum Braten oder Frittieren eingesetzt werden. Die genauen Mechanismen, wie Transfette krank machen, sind noch Gegenstand der Forschung. Bereits bekannt ist, dass sie die Zellmembranen unbeweglicher machen, die Synthese der langkettigen Omega-3- und Omega-6-Fettsäuren behindern und die Gefahr tödlicher Blutgerinnsel erhöhen. Zahlreiche Humanstudien zeigen, dass menschengemachte Transfette die Sterblichkeit erhöhen. Bei natürlichen Transfetten hingegen ist dies nicht der Fall, diese sind im Gegenteil sogar gesundheitsförderlich. Natürliche Transfette werden von Wiederkäuern wie Kühen oder Ziegen durch Pansenbakterien bei der Verdauung gebildet. Sie finden sich als konjugierte Linolsäuren (CLA) in Milchprodukten wieder und machen rund 3-4 % Anteil ihres Fettgehalts aus. In CLA-Nahrungsergänzungsmitteln findet man ein Gemisch aus der natürlichen CLA Rumensäure und einer unnatürlichen, für den Menschen schädlichen konjugierten Linolsäure. Will man natürliche Transfette zu sich nehmen, sollte man deshalb Milchfett gegenüber CLA-Präparaten bevorzugen. Eine Studie mit über 3500 Probanden hat gezeigt, dass Menschen, die mehr Butter von grasgefütterten Kühen konsumieren, signifikant weniger Herzinfarkte bekommen als diejenigen, die nur sehr wenig Milchfett zu sich nehmen.

Besonders wichtig für die Gesundheit sind die **langkettigen Omega-3- und Omega-6-Fettsäuren** (Abbildung 3). Sie regulieren unter anderem Entzündungsprozesse und wirken dabei als natürliche Gegenspieler. Eine ausreichende Versorgung mit Omega-3-Fetten ist essentiell, damit Entzündungen abklingen können. Oft besteht die irrige Annahme, dass diese Versorgung aus pflanzlichen

Quellen wie Lein- und Hanföl oder Walnüssen möglich sei. Allerdings erfolgt die Umwandlung der pflanzlichen Omega-3-Fettsäure α-Linolensäure in die gesundheitlich entscheidenden langkettigen Omega-3-Fettsäuren EPA (Eicosapentaensäure) und DHA (Docosahexaensäure) bei den meisten Menschen in einem so geringen Maß, dass von der α-Linolensäure keine nennenswerte entzündungsauflösende Wirkung zu erwarten ist. Lediglich Frauen im gebärfähigen Alter können relevante Mengen umwandeln, dies allerdings auch nur, wenn sie ausreichend mit den dafür erforderlichen Mineralien und Vitaminen versorgt sind. Die sinnvollste Omega-3-Versorgung besteht darin, EPA und DHA direkt aufzunehmen und diese sind in relevanten Mengen nur in Fisch, vor allem in fettreichem Kaltwasserfisch, enthalten. Wer diesen nicht mehrmals in der Woche verzehren kann oder mag, ist daher in aller Regel mit einem Fischölpräparat gut beraten.

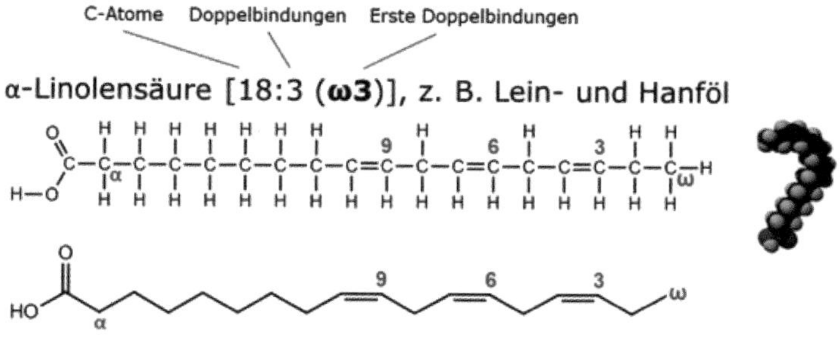

Linolsäure [18:2 (**ω6**)], z. B. Distel- und Sonnenblumenöl

Abbildung 3. essentielle Fettsäuren

Eicosapentaensäure (EPA)

Docosahexaensäure (DHA)

Abbildung 3. essentielle Fettsäuren

Fischölpräparate haben den Vorteil, dass sie EPA und DHA in relevanter Menge enthalten und dass bei ihrer Herstellung die im Frischfisch enthaltenen Schwermetalle und organischen Giftstoffe via Destillation abgetrennt werden. Bei der Auswahl sollte man unbedingt darauf achten, dass das Öl vor Oxidation, also Ranzigwerden geschützt ist. Zusätzlich sollten ausreichend fettlösliche Antioxidantien wie Vitamin E oder Astaxanthin konsumiert werden, um die empfindlichen Fettsäuren EPA und DHA im Körper vor Oxidation zu schützen.

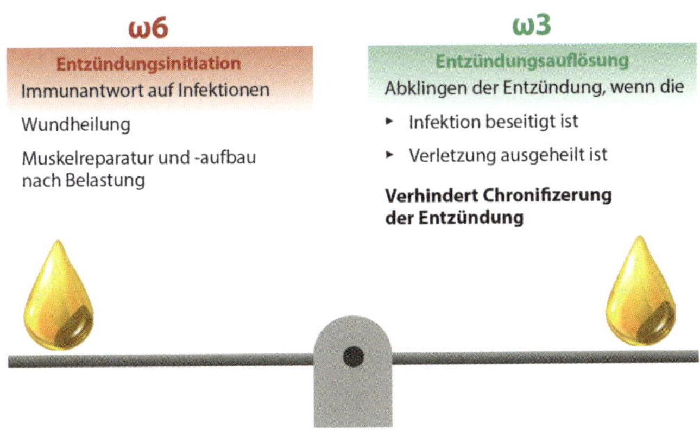

Abbildung 4. Sowohl ω6- als auch ω3-Fettsäuren sind essentiell für unsere Gesundheit.

Vor Omega-6-Fettsäuren wird gelegentlich gewarnt, wir sollten sie aber nicht fürchten. Insbesondere die Arachidonsäure ist essentiell, um Entzündungsreaktionen auslösen zu können (Abbildung 4). Wir brauchen sie, um eine Immunantwort auf Infektionen erzeugen zu können, für die Wundheilung sowie für die Muskelreparatur nach Belastung. Die langkettigen Omega-3-Fettsäuren benötigen wir, damit Entzündungen, die ihren Zweck erfüllt haben, abklingen können. Wenn Entzündungen nicht abklingen, werden daraus stille Entzündungen, die man zwar nicht unmittelbar spürt, deren Auswirkungen aber mit allen westlichen chronischen Erkrankungen in Zusammenhang stehen (siehe Kapitel „Stille Entzündungen"). Die meisten Menschen nehmen über die Nahrung ausreichend Arachidonsäure auf. Wer sicherstellen will, dass er ausreichend EPA und DHA aufnimmt, kann seinen Omega-3-Index im Labor bestimmen lassen. Dieser Index ist ein unabhängiger Risikofaktor für Herz-Kreislauf-Erkrankungen. Erstrebenswert ist ein Omega-3-Index von 8-11 %. Das Erreichen dieses Zielwerts wirkt sich auch auf viele weitere Erkrankungen positiv aus (vergleiche Abbildung 5).

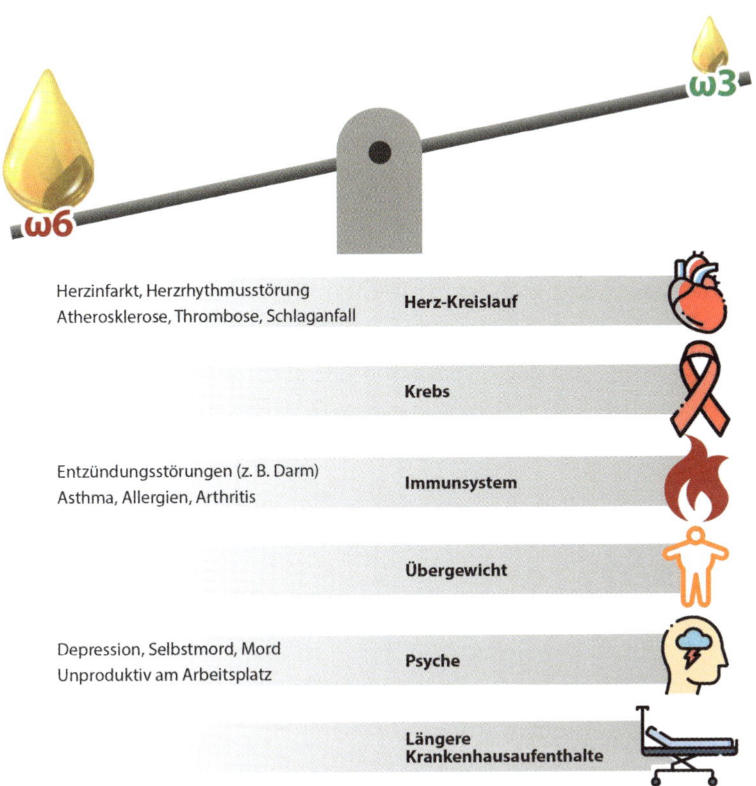

Abbildung 5. Folgen eines Mangels langkettiger ω3-Fettsäuren.

Um den eigenen Omega-3-Index zu erhöhen, empfiehlt es sich, EPA und DHA in Form von Kaltwasserfisch oder Fischöl-Nahrungsergänzung zuzuführen und industrielle Samenöle zu meiden. Zum Braten und Backen eignen sich natives Olivenöl, Butter, Butterschmalz, Kokosfett und tierische Fette wie Talg oder Schmalz.

Kohlenhydrate

Kohlenhydrate bestehen aus – wie der Name schon sagt – Kohlenstoff, der mit Wasser (H_2O) bzw. mit OH-Gruppen (Sauerstoff und Wasserstoff) „hydriert“ ist. Für den menschlichen Körper sind Kohlenhydrate in erster Linie Energielieferanten. Anders als bei den beiden anderen Makronährstoffen des menschlichen Körpers – Proteinen und Fetten – gibt es jedoch keine essentiellen Kohlenhydrate, da der Organismus sie auch selbst herstellen kann. Rein theoretisch könnten wir sogar komplett auf Kohlenhydrate verzichten, sollten das aber nicht unbedingt dauerhaft tun. Fette und Proteine dagegen liefern essentielle Fett- und Aminosäuren, die lebensnotwendig sind und über die Nahrung aufgenommen werden müssen.

Kohlenhydrate sind Zuckerverbindungen, die nach ihrer chemischen Struktur in Einfachzucker, Zweifachzucker und Mehrfachzucker unterteilt werden. Das bedeutendste Kohlenhydrat für die menschliche Physiologie ist Glucose. Vor allem das Gehirn ist auf eine Versorgung mit diesem Einfachzucker als Energiequelle angewiesen. Bei einem Mangel kann der Körper Glucose aus Protein selbst herstellen (Gluconeogenese). Um keinen Proteinmangel zu entwickeln und den Körper nicht ständig zur Gluconeogenese zu zwingen, ist ein Minimum an Kohlenhydratzufuhr von 50 - 100 Gramm pro Tag für die meisten Menschen sinnvoll. Andererseits wird bei einem Kohlenhydrat-Überkonsum nicht benötigte Glucose zu Fett umgewandelt und gespeichert. Um unerwünschte Fettdepots zu verhindern, sollte ein Zuviel an Glucose also besser vermieden werden. Ein durchschnittlicher Erwachsener braucht etwa 150 Gramm Kohlenhydrate pro Tag, Sportler oder sehr aktive Menschen können auch mehr zu sich nehmen. Dieses Prinzip, sich Kohlenhydrate durch Bewegung erst einmal verdienen zu müssen, beschreibt der Ernährungswissenschaftler Dr. Nicolai

Worm ausführlich in seinen Flexi-Carb-Büchern. Bei einer Low-Carb-Diät hingegen geht es darum, Kohlenhydrate allgemein und dauerhaft zu reduzieren und diese durch Fette zu ersetzen. Diese spezielle Diätform hat sich bei Epilepsie, Adipositas und Diabetes als hilfreich erwiesen.

Der normale weiße Haushaltszucker – eine der mengenmäßig bedeutendsten Kohlenhydratquellen für viele Menschen – ist ein Zweifachzucker, der aus einem Fructose- und einem Glucosemolekül besteht. Fructose ist ebenfalls ein Einfachzucker. Weil er in vielen Früchten vorkommt, wird er auch Fruchtzucker genannt. Fructose ist etwa doppelt so süß wie die Glucose. Stärke, wie wir sie aus Kartoffeln, Reis oder Mehl kennen, besteht aus sehr vielen Glucose-Molekülen, die miteinander verbunden sind. Pflanzen speichern Glucose in Form von Stärke, Menschen tun das in Form von Glykogen.

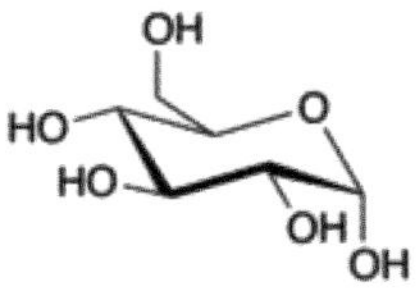

Abbildung 6. Glucose

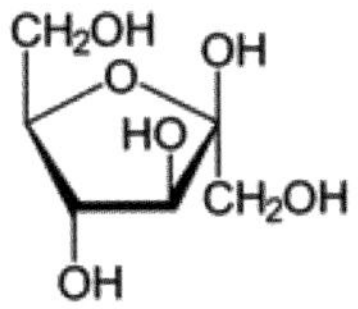

Abbildung 7. Fructose

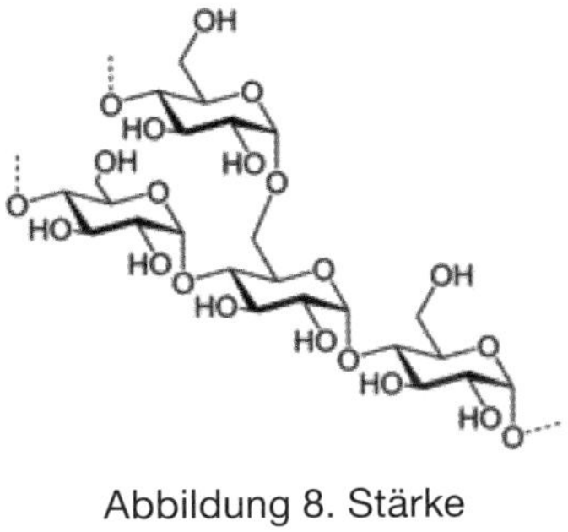

Abbildung 8. Stärke

Mindestens 80 % der konsumierten Kohlenhydrate sollten aus Glucose bzw. Glucose-Ketten bestehen und nur ein geringer Anteil aus Fructose. Dementsprechend sollte vor allem Stärke beispielsweise aus weißem Reis, Kartoffeln, Süßkartoffeln oder Kürbis den Schwerpunkt darstellen. Haushaltszucker und Säfte gilt es dagegen möglichst zu meiden. Stärke sollte zudem zusammen mit Gemüse, also Ballaststoffen, und mit Fett verzehrt werden, um einen zu schnellen und hohen Anstieg des Blutzuckers zu vermeiden. Steigt der Blutzucker nach dem Essen regelmäßig zu stark an, führt das langfristig, also über etwa zehn bis zwanzig Jahre, zu Insulinresistenz und Diabetes sowie zu Nervenschäden und kann Krebs sowie Herz-Kreislauf-Erkrankungen fördern. Bei Menschen, die bereits an Diabetes leiden, haben anhaltend erhöhte Blutzuckerspiegel Organschäden und eine erhöhte Sterblichkeit zur Folge.

Ein häufig verwendetes Maß dafür, wie schnell ein Lebensmittel den Blutzucker ansteigen lässt, ist der glykämische Index (GI). Als Referenzwert gilt Glucose, die unter allen Lebensmitteln den schnellsten Anstieg verursacht. Ihr glykämischer Index ist auf den Wert 100 festgelegt. Denselben hohen Wert kann allerdings auch Stärke erreichen, nämlich dann, wenn sie beim Backen, Braten, Grillen oder Frittieren zu hoch erhitzt wird. Viel besser ist es deshalb, stärkehaltige Pflanzen mit Wasser zu kochen oder zu dünsten – das sorgt für einen gut verträglichen glykämischen Index zwischen 50 und 60. Neben dem GI ist außerdem die glykämische Last (GL) zu betrachten, die neben der Art der aufgenommenen Kohlenhydrate auch ihre Konzentration im jeweiligen Lebensmittel einbezieht. Viele Studien zeigen eine deutliche Assoziation zwischen hohem GI und GL und der Entwicklung von Typ-2-Diabetes. Es empfiehlt sich daher, vermehrt Nahrungsmittel zu wählen, die wenig Kohlenhydrate enthalten oder diese so zuzubereiten, dass der GI niedrig bleibt und so der Blutzuckerspiegel nur langsam ansteigt.

Eine kohlenhydratreiche Diät, in der mehr als 40 % der Kalorien aus Kohlenhydraten stammen, erhöht auch das Risiko einer Atherosklerose. Kein Säugetier in der Natur ernährt sich überwiegend von Kohlenhydraten. Und selbst wo die Nahrung reich an Kohlenhydraten ist, etwa bei Blätter essenden Affen, werden die als lösliche Ballaststoffe enthaltenen Kohlenhydrate im Verdauungstrakt größtenteils zu Fettsäuren umgewandelt, bevor sie in vom Darm in die Blutbahn gelangen.

Kohlenhydrate dienen im Körper vor allem drei Zwecken:

Strukturbildung: Zusammen mit Proteinen bilden Kohlenhydrate sogenannte Glycoproteine, die eine wichtige Rolle als Strukturmoleküle spielen. Es gibt rund zwei Millionen verschiedene Glycoproteine. Dazu zählen auch die Mucine, eine Hauptkomponente des Schleims, der alle inneren Körperoberflächen – Atemwege, Magen, Darm, Nase, Augen und Urogenitaltrakt – vor Pathogenen und Fremdkörpern schützt. Auch in Speichel und Tränen finden sich Mucine. Ein weiteres Glycoprotein ist Hyaluron. Es schmiert unsere Gelenke und stellt das Baugerüst dar, um aus Zellen einen Zellverbund und damit Organe zu bilden.

Energiequelle: Für die meisten Zellen ist Fett der beste Brennstoff. Eine wichtige Ausnahme sind die Nervenzellen, die zwar auch aus Fetten hergestellte Ketonkörper verbrennen können, aber ein Minimum an Glucose benötigen. Rote Blutkörperchen decken ihren Energiebedarf sogar ausschließlich aus Glucose und Muskeln nutzen diese Energiequelle bei intensiver Anstrengung.

Immunabwehr: Die Zellen des Immunsystems nutzen ebenfalls Glucose. Bei der Verstoffwechselung von Glucose entstehen Sauerstoffradikale, die die Zellen zerstören können. Diese Radikale sind aber zugleich wichtig für die Abwehr von Bakterien, Pilzen und Viren.

Warum Glucose so viel besser als Fructose ist

Sowohl die Low-Carb-Diät (wenig Kohlenhydrate, viel Fett) als auch die sogenannte Japan-Diät (viele Kohlenhydrate, wenig Fett) haben sich in Studien als effektiv zum Abnehmen erwiesen. Diese scheinbar gegensätzlichen Diäten haben eine Gemeinsamkeit: Beide sind praktisch fructosefrei. Liegt darin ein Schlüssel für den Abnehmerfolg und für die Gesundheit allgemein?

Fructose wurde und wird leider häufig immer noch vor allem Diabetikern als der vermeintlich gesündere Zucker empfohlen, da er ohne Insulin verstoffwechselt wird und daher den Blutzuckerspiegel nicht beeinflusst – ein verhängnisvoller Rat.

Untersuchungen an gesunden Freiwilligen haben gezeigt, dass Glucose für Aktivitätsänderungen in denjenigen Gehirnregionen sorgt, die für die Appetitregulation und Belohnung zuständig sind. Auch beeinflusst Glucose Insulin, das Sättigungshormon Leptin und das Hungerhormon Ghrelin, während Fructose auf diese Hormone nur minimal wirkt. Kurz gesagt: Glucose sättigt, Fructose nicht.

Glucose versorgt Gehirn, Muskulatur, Leber und andere Organe unmittelbar nach dem Verzehr mit Energie. In den Muskeln und der Leber kann Glucose darüber hinaus auch als Glykogen gespeichert werden. Ist dann noch Glucose übrig, wird diese in die gesättigte Fettsäure Palmitinsäure umgewandelt und als Fett gespeichert. Bei Fructose ist das anders. Geringe Fructosemengen (ca. 3 g), wie sie zum Beispiel in einer kleinen Orange oder 60 ml Softdrink enthalten sind, werden von den Dünndarmzellen nahezu vollständig zu harmlosen Molekülen – Glucose, Lactat oder Glycerat – abgebaut. Werden dagegen in kurzer Zeit größere Mengen an Fructose konsumiert, können diese von den Dünndarmzellen nicht mehr umgewandelt werden. Sie gelangen in die Leber, wo die Fructose weitgehend zu Palmitinsäure umgewandelt und gespeichert wird (siehe Abbildung 9). Ein dauerhafter Überkonsum von Fructose kann zu einer Leberverfettung und in der Folge zu stillen Entzündungen führen. Neben der Fettleber können auch Fettleibigkeit und erhöhte Harnsäurewerte entstehen.

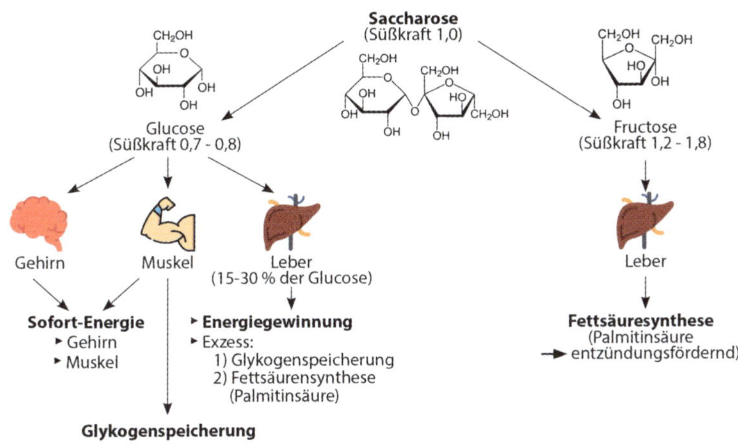

Abbildung 9. Wege von Glucose und Fructose im Körper

Palmitinsäure, die mit der Nahrung aufgenommen wird, ist in der Regel unproblematisch, weil der Körper dann weniger davon selbst herstellt. Diese Selbstregulation wird jedoch durch einen Fructose-Überkonsum außer Kraft gesetzt. Die zu viel synthetisierte Palmitinsäure führt zu stillen Entzündungen und beeinträchtigt die Funktion der Mitochondrien. Die Konsequenz der stillen Entzündungen ist zunächst eine Insulinresistenz, die dann zum metabolischen Syndrom mit erhöhten Blutfetten, Typ-2-Diabetes und Bluthochdruck führen kann. Weitere Folgen sind Herz-Kreislauf-Erkrankungen, Neurodegeneration und auch Tumorerkrankungen (siehe Abbildung 10). Da stille Entzündungen nahezu alle chronischen westlichen Erkrankungen verursachen oder zumindest maßgeblich an ihrer Entstehung beteiligt sind, ist es für die Gesundheit fundamental wichtig, diese Entzündungen zum Abklingen zu bringen oder idealerweise erst gar nicht entstehen zu lassen.

Im Alltag problematisch sind vor allem konzentrierte Formen von Fructose, wie sie sich in Haushaltszucker, Honig, Fructose- und Ahornsirup finden. Alternativen wie Kokosblütenzucker oder Vollrohrzucker sind nicht wirklich gesünder und sollten allenfalls in geringen Mengen konsumiert werden. Der oft beworbene Agavennektar ist zum Süßen sogar noch ungünstiger als Haushaltszucker, da er deutlich mehr Fructose als Glucose enthält.

Sehr häufig übersehen werden die enormen Fructosemengen in Limonaden und vermeintlich gesünderen Fruchtsäften. Diese enthalten bis zu 50 Gramm Fructose pro Liter. Insgesamt sollten Gesunde nicht mehr als 50 Gramm Fructose pro Tag aufnehmen, Erkrankte sogar deutlich weniger.

Geeignete Süßungsmittel sind Reissirup, der ausschließlich Glucose enthält, und moderate Mengen an Zuckeralkoholen wie Erythritol und Xylitol. Zuckeralkohole sind für gesunde Menschen in Mengen von bis zu 20 g am Tag meist gut verträglich, können allerdings bei höherem Konsum Verdauungsbeschwerden und Durchfall auslösen. Eine Alternative ist Stevia, das aus den Blättern der gleichnamigen Pflanze (Stevia rebaudiana) gewonnen wird. Für seine enorme Süßkraft sind die enthaltenen Steviolglycoside verantwortlich, die allerdings gleichzeitig auch für den leicht bitteren Nachgeschmack sorgen. Das süßeste und am wenigsten bittere Steviolglycosid ist Rebaudiosid A. Je höher sein Gehalt in Stevia-Extrakten, desto weniger bitter ihr Geschmack. Angeboten werden Stevia-Extrakte mit bis zu 98 % Rebaudiosid A, bei denen in der Regel kein bitterer Nachgeschmack mehr wahrnehmbar ist.

Ohnehin lohnt ein Blick auf die Zutatenliste: Manche Produkte enthalten Trägerstoffe wie blutzuckerwirksames Maltodextrin. Die bessere Option ist pures Stevia ohne Trägerstoffe. In jedem Fall sind auch natürliche Zuckeralternativen wie Erythritol und Stevia buchstäblich mit Vorsicht zu genießen, da die Forschung hier noch am Anfang steht. Sehr viel besser wäre es, natürlich gewachsene Lebensmittel wie etwa Möhren wieder als ausreichend süß schmecken zu lernen. Süßigkeiten sollten, wenn überhaupt, nur in kleinen Mengen nach Mahlzeiten gegessen werden. Die vorhergehende Mahlzeit verlangsamt die Aufnahme der Fructose und erhöht dadurch die Wahrscheinlichkeit der Umwandlung zu harmloseren Stoffen. Softdrinks und Fruchtsäfte sollten die Ausnahme bleiben. Gesunde Durstlöscher sind Wasser, ungesüßte Kräuter- und Früchtetees und zuckerfreie Gemüsesäfte. Eine Saftschorle kann im Zusammenhang mit schweißtreibenden Aktivitäten sicher auch gelegentlich genossen werden.

Moderate Obstmengen, also ein bis drei Stück bzw. Portionen über den Tag verteilt, sind in der Regel kein Problem. Bei starkem Übergewicht ist jedoch generell Gemüse die bessere Alternative. Ein erster Schritt in der Ernährungsumstellung kann der Austausch von Obstsaft gegen Obst sein. Besonders empfehlenswert sind Beeren, da sie am wenigsten Kohlenhydrate bzw. Fructose enthalten und gleichzeitig reich an sekundären Pflanzenstoffen sind. Vorsicht hingegen ist bei Trockenfrüchten geboten: Durch den Wasserentzug wird mit der Frucht auch ihr enthaltener Zucker konzentriert. Trockenfrüchte liefern daher zwar mehr Nährstoffe, aber eben auch mehr Fructose als ihre frischen Varianten.

Man mag sich fragen, warum die Natur es so eingerichtet hat, dass die potentiell schädlichere Fructose süßer schmeckt als Glucose. Hier lohnt ein Blick zurück in prähistorische Zeiten, als die Menschen noch Jäger und Sammler waren: Die meisten Früchte reifen im Herbst, was den Menschen half, sich einen ausreichenden Fettvorrat für den kommenden Winter anzuessen. Die Winter waren eine Zeit des Nahrungsmangels und zwangsläufigen Fastens. Die Gewichtszunahme im Herbst bedeutete somit einen Überlebensvorteil. Die heute damit verbundenen Gesundheitsprobleme traten aufgrund der naturgegebenen Fastenperiode nicht auf. Auch wenn es eine enorme Annehmlichkeit bedeutet, ein Problem unserer Zeit ist, dass wir dank durchgehend bevorrateter Supermärkte permanent im Herbst der Nahrungsfülle leben und es keine kargen Winter mehr gibt.

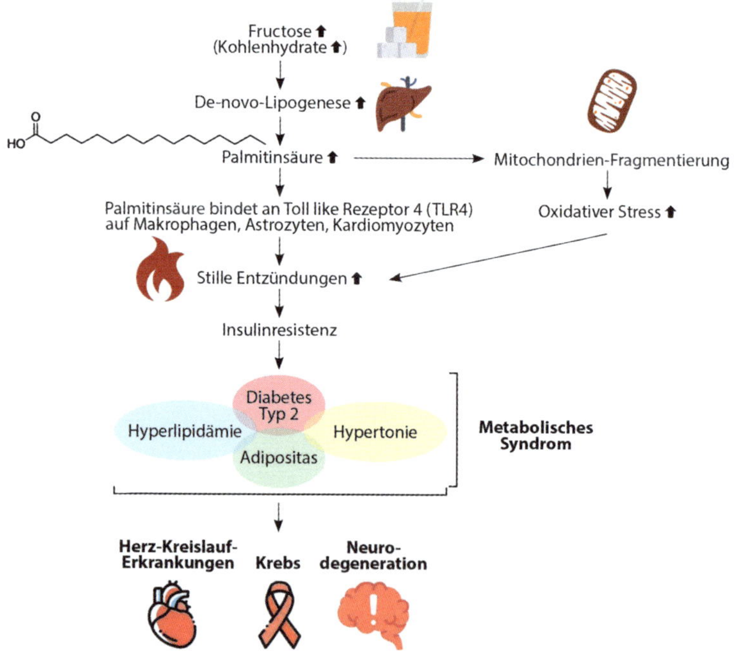

Abbildung 10. Hoher Fructosekonsum führt zu Krankheiten

Protein - Baustoff des Lebens

Proteine oder Eiweiße sind neben Kohlenhydraten und Fetten der dritte Hauptnährstoff für den Menschen. Im Notfall dienen sie auch als Energiequelle - gebraucht werden sie jedoch vor allem als Baustoffe für Körperstrukturen: Rund die Hälfte des Körperproteins befindet sich in den Muskeln, rund ein Drittel macht das Struktureiweiß Kollagen aus, das sämtliche Organe und Gewebe zusammenhält. In Gestalt von Hormonen, Enzymen und Antikörpern sind Proteine außerdem aktiv an zahlreichen Stoffwechselprozessen und Körperfunktionen beteiligt.

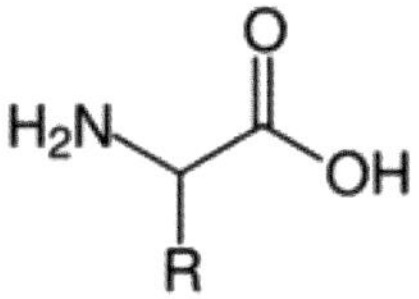

Abbildung 11. Generelle Struktur einer Aminosäure.
R: für jede spezifische Aminosäure unterschiedlicher Molekül-Rest

Proteine bestehen aus Aminosäuren, die durch Peptidbindungen miteinander verknüpft sind. Beim Menschen sind 21 Aminosäuren bekannt, die an der Proteinsynthese beteiligt sind. Acht davon werden als essentiell bezeichnet: Leucin, Tryptophan, Threonin, Methionin, Valin, Isoleucin, Lysin und Phenylalanin. Sie müssen mit der Nahrung aufgenommen werden, weil der Körper sie nicht selbst herstellen kann. Die Proteine aus der Nahrung werden im Verdauungstrakt zu Peptiden und Aminosäuren zerlegt. Aus den Aminosäuren kann der Körper wiederum seine eigenen Proteine herstellen. Weitere Aminosäuren dafür gewinnt er aus dem Abbau eigener, verbrauchter Proteine. Im Unterschied zu Fetten und Kohlenhydraten gibt es für Aminosäuren keine speziellen Speicherzellen oder -organe, da sie auf der „Dauerbaustelle Mensch“ ständig und überall benötigt werden. Der dabei entstehende Stickstoff wird im Abbauprozess gebunden und über die Entgiftungsorgane ausgeschieden.

Biologische Wertigkeit

Proteine sind je nach Nahrungsquelle aus unterschiedlichen Aminosäuren zusammengesetzt. Art und Menge der Aminosäuren im jeweiligen Protein bestimmen maßgeblich seinen Wert für die Ernährung. Proteine aus tierischen Quellen sind für den Menschen leichter zu verwerten als pflanzliche, weil die Zusammensetzung der Aminosäuren den körperlichen Baustoffen bereits sehr ähnlich ist. Eine gesunde, abwechslungsreiche Ernährung, die sowohl tierische Lebensmittel als auch pflanzliche Kost enthält, deckt den Proteinbedarf in der Regel ab.

Tierische Proteine haben eine höhere biologische Wertigkeit als pflanzliche Proteine und decken den Bedarf deshalb schon in geringerer Menge (Tabelle 2). Die biologische Wertigkeit wurde früher daran gemessen, wie viel Gramm Körperprotein durch 100 Gramm Nahrungsprotein aufgebaut werden kann. Heutzutage wird die biologische Wertigkeit der Proteine über die Stickstoffbilanz beziehungsweise Proteinbilanz definiert.

Tabelle 2: Proteinreiche Nahrungsmittel und ihre biologische Wertigkeit

Nahrungsmittel	Biologische Wertigkeit
Ei	100
Milch	75 - 90
Fleisch	70 - 90
Fisch	70 - 90
Soja	75 - 85
Kartoffeln	50 - 70
Brot (Müsli)	50 - 70
Linsen, Bohnen	40 - 50

Je höher die biologische Wertigkeit eines Proteins, desto geringer ist die benötigte Menge an Proteinen, um eine ausgeglichene Proteinbilanz zu erreichen. Das Protein aus dem Hühnerei dient dabei mit einer biologischen Wertigkeit von 100 als Referenzprotein, die nächstbesten Werte haben Milch, Fleisch, Fisch und Pflanzenproteine. Durch Kombination von tierischen und pflanzlichen Quellen, beispielsweise von Ei und Kartoffeln, lässt sich die biologische Wertigkeit des Nahrungsproteins auf über 100 steigern. Auch bei veganer oder vegetarischer Ernährung kann die Wertigkeit der pflanzlichen Proteine durch Kombinationen erhöht werden. So haben folgende Kombinationen rein pflanzlicher Proteine eine biologische Wertigkeit von fast 100:

- Reis und Sesamkörner
- Brot und Sesamkörner
- Brot und Sonnenblumensamen
- Gemüsesuppe und Brot
- Mais und Soja
- Weizen und Soja
- Weizenbrot und Bohnen
- Bohnen und Reis

Die biologische Wertigkeit bezieht sich allein auf das enthaltene Protein und wie gut es vom menschlichen Körper verwertet wird. Der Gehalt an anderen Nährstoffen und an schädlichen Inhaltsstoffen wird dabei nicht berücksichtigt. Kuhmilch und Getreide haben zwar eine hohe biologische Wertigkeit, sind aber aus anderen Gründen mit Vorsicht oder besser gar nicht zu genießen (siehe jeweilige Kapitel).

Was passiert bei Proteinmangel?

Erhält der Körper zu wenig Protein aus der Nahrung, können die darauf angewiesenen Funktionen nicht optimal erfolgen. In extremen Fällen wie etwa einer Nulldiät werden sogar proteinreiche Muskeln abgebaut, vor allem wenn sie aufgrund mangelnder Bewegung nicht gebraucht werden. Eine vollkommen proteinfreie Ernährung kann für Erwachsene innerhalb von 60 bis 70 Tagen tödlich enden, für Neugeborene sogar schon nach 5 Tagen. Auch eine Proteinmangelernährung kann zu erheblichen Problemen führen, darunter:

- Organschäden, insbesondere der Nieren
- Schäden am Immunsystem: höhere Infektanfälligkeit
- Erhöhung der Darmdurchlässigkeit (Leaky Gut)
- Wachstumshemmung und Hirnschädigungen bei Kindern

Bei einem Mangel an Kohlenhydraten wiederum werden Aminosäuren verstärkt in die zur Energieversorgung benötigte Glucose umgewandelt (Gluconeogenese). Liegt gleichzeitig ein starker Proteinmangel vor, greift der Körper seine eigenen Eiweißstrukturen an, zunächst in den wenig aktiven Muskeln, dann in inneren Organen wie Leber, Nieren und Darm. Bei einer solchen Ernährungsweise kann die Leber bis zu 40 % ihrer Proteine verlieren. Ein derartiger Proteinverlust in den Organen kann deren Funktionen deutlich beeinträchtigen.

Warum ist zu viel Protein nicht gut?

Ein Zuviel an Protein kann dem Körper auf zwei unterschiedlichen Wegen schaden: erstens über den eigenen Proteinstoffwechsel und zweitens über den Abbau unverdauter Eiweiße durch Fäulnisbakterien im Darm. Auf beiden Wegen entstehen toxische Abbauprodukte, vor allem Ammoniak, die in zu hohen Mengen die Entgiftungsorgane überlasten. Aminosäuren sind unsere wichtigste

Quelle für lebenswichtigen Stickstoff, der unter anderem zum Aufbau der DNA-Erbsubstanz benötigt wird. Überschüssiger Stickstoff wird jedoch in Form von toxischem Ammoniak freigesetzt, das in der Leber zu unschädlichem Harnstoff umgewandelt und mit dem Urin ausgeschieden werden muss.

Ein gesunder Körper kann Ammoniak aus bis zu 230 g Protein pro Tag vollständig ausscheiden. Beispielsweise beträgt die Proteinmenge in 100 g der folgenden Lebensmittel: Steak 25 g, Bohnen 21 g und Sojabohnen 31 g, sodass 230 g Protein mit der täglichen Nahrung meist nicht überschritten werden. Zu viel Ammoniak im Körper verursacht oft Übelkeit und Durchfall. Ein zu hoher Proteinverzehr über mehrere Wochen kann sogar irreversible schwere Schäden nach sich ziehen.

Ein weiteres Problem entsteht durch eine unvollständige Verdauung von Proteinen. Zu den relativ schwer verdaulichen Eiweißen gehören etwa Soja- und Eiprotein wie auch das denaturierte Casein aus pasteurisierter Milch. Sie werden im Magen schlecht vorverdaut und gelangen daher unzureichend verdaut in den Dickdarm. Die Verdauung von Proteinen findet überwiegend im Magen und Dünndarm statt. Dafür werden im Magen das Enzym Pepsin und in der Bauchspeicheldrüse die Enzyme Trypsin, Chymotrypsin, Pankreaselastase und die Carboxypeptidasen gebildet. Die Enzyme der Bauchspeicheldrüse können zwar auch in den Dickdarm gelangen, sind jedoch an seinem distalen Ende weitestgehend aufgebraucht. Zu viele nicht oder nur teilweise verdaute Proteine ernähren dort stattdessen Fäulnisbakterien und fördern so eine ungesunde Darmflora. Aus der bakteriellen Vergärung der unverdauten Proteine entstehen dann vermehrt Ammoniak und weitere toxische Stoffe wie Amine, Phenole, Indole, Thiole, Stickstoff und Schwefelwasserstoff, die nicht nur übelriechenden Stuhl erzeugen, sondern insbesondere die Darmwandzellen schädigen.

Proteinbedarf und Proteinquellen

Erwachsene sollten täglich mindestens 0,8 g Protein pro kg Körpergewicht aufnehmen. Bei einem Körpergewicht von 70 kg entspricht das 56 g Protein pro Tag. Bei einer Gewichtsreduktionsdiät empfehlen Ernährungsexperten eine Zufuhr von 1 bis 1,4 g Protein pro kg an Körpergewicht. Sportler haben einen höheren Proteinumsatz und damit auch einen erhöhten Proteinbedarf. Dieser unterscheidet sich je nach Sportart, Belastung und Trainingszustand. Vor allem Kraftsportler überschätzen meist ihren Proteinbedarf. Ausdauersportler brauchen bei intensivem Training mehr Protein als Kraftsportler.

Gute tierische Proteinquellen sind Fleisch, Fisch und Eier. Bei den Fischen sind Süßwasserfische zu bevorzugen, da Seefische oft mit Schwermetallen belastet sind. Wer auf tierisches Protein verzichten möchte, kann seinen Bedarf mithilfe von pflanzlichen Proteinen decken, am besten durch Hülsenfrüchte, Nüsse, Pilze und Samen. Besonders proteinreiche Hülsenfrüchte sind Erbsen, Bohnen und Linsen, rund 250 g von ihnen decken den täglichen Proteinbedarf eines Erwachsenen. Allerdings sollten sie vor dem Verzehr unbedingt eingeweicht, gewaschen und gekocht werden, um die toxischen pflanzlichen Stoffe zu beseitigen und ihren Verzehr somit verträglicher zu machen.

Milch - ein problematisches Lebensmittel

Kuhmilch galt lange Zeit als sehr gesundes und nahrhaftes Nahrungsmittel; ihr Image als wertvolle Calcium- und Proteinquelle hat jedoch stark nachgelassen. Vielen bereitet „das weiße Gold“ buchstäblich Bauchschmerzen. Während gesunde Menschen in Maßen Vollmilch trinken können, ist sie für chronisch Kranke in der Regel ungeeignet, weil ihr Konsum mit Entzündungsprozessen und Unverträglichkeiten im Darm verbunden ist. Dies gilt besonders für diejenigen, die ohnehin überempfindlich auf Milch reagieren.

Problem Milchzucker - Laktoseintoleranz

Menschen, die nach dem Verzehr von Milch oder Milchprodukten unter Verdauungsbeschwerden leiden, attestieren sich oft selbst eine Laktoseintoleranz. Der Verdacht ist nicht ganz unbegründet, denn immerhin zwei Drittel der Weltbevölkerung vertragen den Milchzucker tatsächlich nicht. In Afrika und Asien sind mehr als 90 % aller Erwachsenen betroffen, in Europa und Nordamerika dagegen je nach Region nur 5 bis 30 % und in Deutschland sind es immerhin 15 %. Ihnen fehlt das Enzym Laktase, das die Laktose im Dünndarm abbaut. Auf Muttermilch angewiesene Säuglinge bilden davon genug, doch schon ab dem Kindesalter lässt die Laktaseaktivität kontinuierlich nach. Der Milchzucker landet dann unvollständig verdaut im Dickdarm, wo er von Bakterien zu Gasen und Fettsäuren vergoren wird, die Beschwerden verursachen können. Wie auch bei anderen Nahrungsmittelunverträglichkeiten variiert die individuelle Toleranzschwelle: Während die einen schon nach wenigen Schlucken Milch mit Bauchkrämpfen und Durchfall reagieren, reicht die verbleibende Laktaseaktivität bei anderen noch für einen moderaten Genuss. Die meisten Europäer und Nordamerikaner sind in der Lage, Milch zu verdauen. Das verdanken sie einer

Genmutation, durch die ihr Körper auch nach dem Abstillen weiter Laktase produziert. Diese sogenannte Laktasepersistenz hat sich in Europa erst vor einigen tausend Jahren als Anpassung an die Milchviehhaltung entwickelt. Die gewöhnliche Laktoseintoleranz, fachsprachlich adulte Hypolaktasie, ist also kein krankhafter Zustand, sondern genau genommen normal. Doch auch bei Menschen mit dem mutierten Gen kann sich noch eine Milchzucker-Unverträglichkeit einstellen. Ursache dieser sekundären Laktoseintoleranz ist meist eine geschädigte Darmschleimhaut, etwa infolge von operativen Eingriffen, schweren oder chronischen Darminfekten oder Autoimmunerkrankungen. Im seltenen Fall der angeborenen Laktoseintoleranz produzieren aufgrund eines Gendefekts auch Säuglinge keine oder zu wenig Laktase. Die Symptome der Laktoseintoleranz lassen sich mit für den Darm nützlichen Mikroorganismen reduzieren.

Die A1-Milch und das Casein

Doch nicht immer ist die Ursache der Milchzucker. Stattdessen können auch bestimmte Eiweiße der Milch das Problem sein – oder zusätzlich, dann hilft auch bei einer diagnostizierten Laktoseintoleranz der Wechsel zu laktosefreier Kuhmilch nicht weiter. Lange Zeit galt das Molkenprotein Beta-Lactoglobulin als wichtigstes Kuhmilch-Allergen, weil es in der menschlichen Muttermilch schlicht nicht vorkommt. Die Milch von Kuh und Mensch unterscheidet sich allerdings auch in anderen Eigenschaften. So ist der Proteinanteil der Kuhmilch mit rund 3,3 % deutlich höher als der von menschlicher Muttermilch mit gerade einmal 0,9 %. Auch dominieren jeweils andere Eiweißarten. Milcheiweiße werden im Wesentlichen in zwei Protein-Klassen eingeteilt: Caseine und Molkenproteine. Im menschlichen Milcheiweiß überwiegen die leichter verdaulichen Molkenproteine. Das Eiweiß der Kuhmilch besteht dagegen zu 80 % aus Casein. Casein ist unter anderem der Grundstoff für die Käseherstellung, bei der die Molke als Nebenprodukt übrig bleibt. Es setzt sich wiederum aus mehreren Casein-Untergruppen zusammen, von denen insbesondere das Beta-Casein ein bedeutendes allergisches Potential hat.

Die wenigsten wissen, dass es zwei verschiedene Sorten Kuhmilch gibt: A1-Milch und A2-Milch. Der Grund dafür sind verschiedene Rinderrassen. A1 und A2 bezeichnen genetische Varianten des Beta-Caseins in der Milch. Man vermutet, dass ursprünglich alle Kühe A2-Milch gegeben haben und die A1-Variante im Zusammenhang mit der Domestizierung und Züchtung der europäischen und amerikanischen Rinderrassen entstanden ist. Die A2-Milch ist die unveränderte, natürliche Urmilch. Sie verursacht deutlich weniger gesundheitliche Probleme als die standardmäßig im Supermarktregal stehende A1-Milch. Reine A2-Milch wird nur von wenigen Rinderrassen produziert und derzeit auch nur von wenigen entsprechend spezialisierten Milchbetrieben angeboten. Auch die Milch von Schafen, Ziegen, Pferden, Kamelen und anderen Tieren, einschließlich des Menschen, enthält das A2-Casein. Der Unterschied zwischen den beiden Milchtypen ist eine einzige Aminosäure: An einer bestimmten Stelle im Beta-Casein sitzt bei der A2-Milch das Prolin, bei der A1-Milch stattdessen das Histidin. Dieser Unterschied in der Aminosäure hat zur Folge, dass bei der Verdauung der A1-Milch, wie auch bei ihrer Fermentation zu Joghurt oder Käse, aus dem Beta-Casein das β-Casomorphin-7-Peptid (BCM-7) entsteht. Bei der A2-Milch geschieht das nicht. BCM-7 kann oxidativen Stress, stille Entzündungen und die allgemeine Krankheitsanfälligkeit fördern.

Viele andere Proteine der A1-Milch stehen ebenfalls in Verbindung mit Darmentzündungen und in Folge auch mit Herzerkrankungen. Beim Konsum der A1-Milch gehen Verdauungsbeschwerden mit erhöhten Entzündungsmarkern einher – bei der A2-Milch ist dies nicht der Fall. Die Proteine der A1-Milch können ebenso zu einem lockeren Stuhlgang wie zu einer verzögerten Stuhlpassage (Verstopfung) führen.

Mögliche Folgen von Milchkonsum

Insgesamt ist der negative gesundheitliche Einfluss von Milch enorm: In einer Studie mit 217.755 Teilnehmern hatten diejenigen mit dem höchsten Konsum von Milchprodukten zugleich das höchste Risiko, an Herz-Kreislauf-Erkrankungen und Krebs zu sterben. Wissenschaftler fanden zudem heraus, dass sich das Sterberisiko reduziert, wenn Milchprodukte durch Bohnen, Samen oder Nüsse ersetzt werden. Die Probleme beginnen jedoch schon sehr viel früher. Der Mensch ist das einzige Säugetier, das seinen Nachwuchs nach dem Abstillen mit der Milch anderer Tiere ernährt. Beim Übergang von der Muttermilch zur Kuhmilch reagieren nicht wenige Kinder allergisch auf die fremden Eiweiße. Die Kuhmilchallergie ist daher die häufigste Allergie bei unter Dreijährigen. Eine Milchunverträglichkeit zeigt sich bei ihnen oft in Verstopfung und schmerzhaften Analfissuren – lässt man sämtliche Milchprodukte aus ihrer Ernährung weg, verschwindet die Verstopfung und die Analfissur heilt vollständig ab.

Aber auch den Zähnen tut Milch nichts Gutes: Die Bakterien im Mund bilden aus dem Milchzucker Kariessäuren, die Calcium aus dem harten Zahnschmelz lösen und so die typischen Kārieslöcher verursachen. Allein aus diesem Grund sollten Kinder eigentlich frühzeitig auf Milch als Calciumquelle verzichten. Zumal sich im Teenageralter gleich die nächste Folge offenbart: Akne. Zahlreiche Studien weisen darauf hin, dass ihre Entstehung mit dem Konsum von Milchprodukten in Verbindung steht.

Zusätzliche Probleme mit der Milch rühren aus ihrer industriellen Produktion und Verarbeitung. In der Landwirtschaft wird die Milch verschiedener Kühe aus wirtschaftlichen Gründen gemischt und anschließend aus hygienischen Gründen pasteurisiert, um die Übertragung pathogener Keime zu verhindern. Erhitzte beziehungsweise pasteurisierte Milch und ihre Produkte können allerdings dennoch Bakterien oder andere Pathogene enthalten und dadurch Infektionen übertragen. So ist beispielsweise das *Mycobacterium avium subspecies paratuberculosis*, das bei Rindern die tödliche Paratuberkulose und beim Menschen möglicherweise Morbus Crohn auslöst, fähig, die Pasteurisierung zu überleben. Hinzu kommt, dass viele Kühe infolge der modernen Hochleistungszucht an Mastitis erkranken. Bei dieser Brustdrüsenentzündung wirken die Immunzellen der Kuh aktiv gegen die Erreger und proentzündlich auf das Gewebe. Zwar darf Milch grundsätzlich nur von gesunden Tieren gewonnen werden, doch auch wenn die Mastitis sichtbar abgeklungen ist, können die Immunzellen immer noch in der Milch vorhanden sein und in den Körper des Menschen gelangen.

Kurz gefasst: Insbesondere bei sensiblen Menschen gilt, die Kuhmilch eignet sich am besten für Kälber und Menschenmilch am besten für Säuglinge. Beide versorgt die arteigene Milch mit genau den Nähr- und Immunstoffen, die sie zu Beginn ihres Lebens brauchen. Für Kinder und Erwachsene dagegen ist Milch, vor allem die Milch artfremder Säugetiere, von Natur aus nicht gedacht und kann zu Gesundheitsproblemen führen.

Sahne und noch mehr Butter werden aufgrund des mit dem erhöhten Fettgehalt einhergehenden deutlich verringerten Eiweißanteils gut vertragen. Butterschmalz oder Ghee, also geklärte Butter, enthalten nur noch das Milchfett und sind gesundheitlich unbedenklich.

Getreide

Seit der Mensch damit begonnen hat, Getreide systematisch anzubauen, gehört es zu den wichtigsten Grundnahrungsmitteln überhaupt. Das „tägliche Brot“ ist für die meisten unverzichtbar – vor allem in Deutschland, dessen vielfältige Brotkultur 2014 sogar zum UNESCO-Welterbe erklärt wurde.

Doch Getreide hat auch Schattenseiten: Immer mehr Menschen vertragen es nicht allzu gut. Verantwortlich dafür sind das mittlerweile allseits bekannte Klebereiweiß Gluten, aber auch weitere darmschädigende Substanzen, die besonders in Deutschlands beliebtestem Getreide, dem Weizen, in großen Mengen enthalten sind. Die kritischen Stoffe stecken im Korn: Das Gluten sitzt im Mehlkörper (Endosperm), andere Antinährstoffe wie Lektine und Phytinsäure vor allem in den äußeren Samenschalen (Abbildung 12) – für Vollkorn-Verfechter ein echtes Dilemma. Das junge Getreidegras dagegen lässt sich bedenkenfrei, etwa in Form von Saft, genießen.

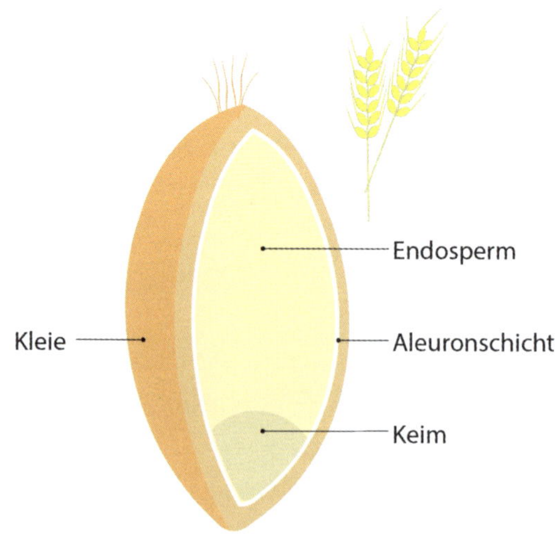

Abbildung 12. Getreidekorn

Kleie: Die faserreiche Außenschicht enthält B-Vitamine und Spurenelemente, aber auch Antinährstoffe wie Phytinsäure.
Endosperm: Kohlenhydrate (Stärke) und Proteine
Keim: reich an Fetten, Proteinen, Vitamin E, B-Vitaminen und Antioxidantien
Aleuronschicht: Proteine, Lipide, Mineralstoffe, Vitamine

Das problematischste Getreide ist der Weizen, er ruft die stärksten Unverträglichkeiten hervor. Neben dem bereits erwähnten Gluten und der Phytinsäure enthält er noch weitere problematische Substanzen: Opioid-Peptide und Agglutinin. Welche der Inhaltsstoffe jeweils die individuellen Beschwerden auslösen, ist meist nicht leicht zu beantworten. Lediglich bei der seltenen, echten Weizenallergie und bei der Zöliakie lassen sich spezifische Antikörper im Blut nachweisen. Im Fall der Zöliakie ist es eindeutig das Gluten, auf das der Körper überreagiert – das Immunsystem attackiert dabei allerdings nicht nur das Gluten selbst, sondern obendrein das Gluten abbauende Enzym Gewebetransglutaminase und damit die körpereigene Struktur. Die Zöliakie gilt deshalb als eine Mischform aus Allergie und Autoimmunerkrankung. Die Immunangriffe finden vor allem an der Dünndarmschleimhaut statt, die sich bei Betroffenen deshalb immer wieder entzündet. Die einzige Therapie ist eine lebenslange glutenfreie Diät. Tatsächlich von Zöliakie betroffen ist etwa 1 Prozent der weltweiten Bevölkerung. Wesentlich mehr Menschen reagieren „nur" empfindlich auf Getreide, also typischerweise mit Verdauungsbeschwerden wie Bauchschmerzen, Durchfall und Blähungen, aber auch Müdigkeit, Kopf- oder Gelenkschmerzen. Da man nicht sicher weiß, welche Substanzen im Einzelnen oder im Mix hierfür verantwortlich sind, bezeichnet die Forschung dieses Krankheitsbild etwas sperrig als Nicht-Zöliakie-Nicht-Weizenallergie-Weizensensitivität, kurz Weizensensitivität oder Glutensensitivität. Der Begriff macht zugleich klar, dass es sich um eine Ausschlussdiagnose handelt. Schauen wir uns die einzelnen Problemstoffe im Getreide nun einmal näher an.

Gluten

Gluten ist nicht gleich Gluten, sondern ein Gemisch verschiedener Proteine, die in jeder Getreideart anders zusammengesetzt sind. Es besteht vorwiegend aus zwei Eiweißfraktionen, den toxischen **Prolaminen** und den weniger toxischen **Glutelinen**. Beide unterscheiden sich in den einzelnen Getreidearten geringfügig voneinander und haben deshalb jeweils eigene Namen. Als Hauptauslöser der Zöliakie und anderer Arten von Glutenunverträglichkeit gelten die Prolamine: Gliadin aus Weizen, Secalin aus Roggen oder Hordein aus Gerste (Tabelle 3). Durch ihren hohen Gehalt an den Aminosäuren Prolin und Glutamin können sie vom menschlichen Körper nicht vollständig aufgespalten werden und in die Darmschleimhaut gelangen. Klassische Brotgetreide wie Weizen, Roggen und Gerste enthalten nicht nur besonders viel Gluten, ihr Gluten hat dazu noch einen hohen Prolaminanteil. Hafer- und Reisproteine dagegen enthalten relativ wenig Prolamine und werden von Betroffenen meist besser vertragen.

Tabelle 3: Getreidesorten und ihre Prolaminanteile

Getreide	Prolamin	Anteil an Gesamtprotein %
Weizen	Gliadin	69
Mais	Zein	55
Sorghumhirse	Kafirin	52
Gerste	Hordein	50
Roggen	Secalin	30 - 50
Hirse	Panicin	40
Hafer	Avenin	16
Reis	Orzenin	5

Warum ist Gluten eigentlich so unverträglich? Im Darm wirken diese Proteine gleich doppelt schädlich: Zum einen hemmt es die Zellteilung, erhöht die zellulären Oxidationsprodukte und verändert die Struktur der Zellmembranen. Bei einer fortgesetzten Glutenaufnahme schrumpfen auf Dauer die Darmzotten (Mikrovilli) und die Darmfalten (Krypten) flachen ab. Durch die so immer kleiner werdende Darmoberfläche können auch immer weniger Nährstoffe aufgenommen werden. Zum anderen setzt das Immunsystem Entzündungsprozesse in Gang, um das Gluten im Darm zu beseitigen. Diese schädigen jedoch gleichzeitig die Darmzellen und tragen so zusätzlich zur Verringerung der Darmoberfläche bei. Das kann sogar bis zu einem Leaky Gut führen.

Eine glutenreiche Ernährung hat vielfältige gesundheitliche Folgen:

- **Autoimmunerkrankungen:** Durch den Glutenkonsum wird die Darmbarriere durchlässiger – auch für Darmbakterien und ihre Proteine. Beide können in den Geweben außerhalb des Darms Autoimmunreaktionen auslösen. Wissenschaftliche Studien zeigen, dass infolge des Weizenkonsums Autoimmunerkrankungen wie der systemische Lupus erythematodes (SLE), rheumatoide Arthritis oder Diabetes Typ 1 sowie Autoimmunreaktionen gegen die Inselzellen der Bauchspeicheldrüse, gegen die Schilddrüse sowie gegen das Herz und Herzgewebe entstehen können.

- **Krebs:** Zöliakie-Betroffene haben ein nachweislich erhöhtes Risiko für Krebserkrankungen, besonders im Verdauungstrakt, der Speiseröhre und im Darm. Auch die Gefahr, ein Lymphom zu entwickeln, ist bei ihnen 40- bis 100-fach höher als bei gesunden Menschen.

- **Neurologische Störungen:** Glutenunverträglichkeit und Neuropathien treten ebenfalls oft gemeinsam auf. Gluten kann offensichtlich auch dann Nervenerkrankungen verursachen, wenn gar keine Darmerkrankung vorliegt. Eine Studie konnte zeigen, dass bei Neuropathie-Patienten mit zirkulierenden Anti-Gliadin-Antikörpern nach einem Jahr glutenfreier Ernährung die Erkrankung deutlich abklang.

- **Erhöhte Sterblichkeitsrate:** Auch die Sterblichkeit bei Zöliakie ist deutlich erhöht. Betroffene, die unter einer Glutenunverträglichkeit leiden, haben ein über 20 Prozent höheres Risiko, an Herz-Kreislauf-Erkrankungen, Krebs oder Atemwegserkrankungen zu sterben. Eine chinesische Studie stellte zudem heraus, dass der Konsum von Weizenprodukten stärker mit einer höheren Sterblichkeit durch Herzerkrankungen in Verbindung steht als der Konsum von Reisprodukten oder anderen Getreidesorten.

Opioide

Die Getreideprolamine aus dem Gluten haben noch einen weiteren negativen Effekt: Bei ihrer Verdauung entstehen zusätzlich Opioid-Peptide, sogenannte Exorphine, die an die Opioidrezeptoren des Körpers binden. Im Darm selbst können größere Exorphinmengen zu Verstopfungen führen, indem sie die dortige Muskulatur verlangsamen. Ist darüber hinaus die Darmwand bereits krankhaft durchlässig, gelangen sie in den Blutkreislauf und wirken systemisch. Im Nervensystem haben sie eine ähnliche Wirkung wie Morphin – das heißt: Brot, Müsli und Co. aktivieren das Belohnungszentrum und können so eine Art unbewusste Abhängigkeit oder Sucht verursachen. Vergleichbare Exorphine setzt auch Milch bei der Verdauung von Casein frei. Das erklärt im Übrigen das scheinbare Paradox, dass betroffene Patienten oft ausgerechnet mit genau den für sie schädlichen Lebensmitteln positive Gefühle von Gemütlichkeit und Wohlbehagen verbinden. Die Gluten-Exorphine stehen allerdings auch mit ernsthaften Erkrankungen in Zusammenhang: Studien zeigen beispielsweise

Verbindungen zu Schizophrenie, Krebs und hormonellen Dysbalancen. Die genauen Wirkmechanismen sind wissenschaftlich noch nicht geklärt.

Lektine (Weizenkeim-Agglutinin)

Weit weniger bekannt als Gluten, aber ebenfalls toxisch sind auch andere Lektine im Getreide, vor allem das im Weizenkeim enthaltene Agglutinin (engl. *wheat germ agglutinin,* WGA). Lektine sind eine Proteinart, die eine starke Bindung zu bestimmten Zuckermolekülen eingeht. WGA bindet an spezifische Glycoproteine im Magen-Darm-Trakt, im Immunsystem, in den Blutgefäßen und in den Nerven. In anderen Getreiden lassen sich ähnliche Lektine finden. Den Pflanzen dienen sie als Schutz vor Fressfeinden, im menschlichen Körper können sie toxisch wirken und Autoimmunreaktionen auslösen.

Ebenso wie Gluten greift WGA die Darmzellen an und macht die Darmbarriere durchlässig, sodass unverdaute Nahrungsbestandteile, Darmbakterien und bakterielle Bruchstücke (Lipopolysaccharide) ins Gewebe eindringen können. Ein Kilogramm Weizenmehl enthält rund 30 bis 50 Milligramm WGA; die übliche tägliche Aufnahme in der westlichen Welt liegt bei circa 10 Milligramm. Schon wesentlich geringere Konzentrationen im Nahrungsbrei stimulieren entzündungsfördernde Zytokine, welche die Darmwand durchlässiger machen können. Wie auch andere Getreideinhaltsstoffe kann WGA die Länge der Darmzotten verkürzen und damit die Oberfläche des Darms verkleinern. Bei Ratten, die regelmäßig mit WGA gefüttert wurden, erhöhte sich die Zellteilungsrate der Darmschleimhautzellen, mit den langfristigen Folgen einer wunden Darmschleimhaut und einer schlechteren Nährstoffverdauung.

Phytinsäure

Phytinsäure, beziehungsweise ihr Salz, das Phytat, ist ein sekundärer Pflanzenstoff, der vor allem in den Schalen von Getreide, Hülsenfrüchten und Nüssen vorkommt. Sie bildet mit Zink, Mangan, Kupfer, Eisen und Magnesium sogenannte Chelate, also besonders stabile Verbindungen, welche die Aufnahme dieser Mineralien beeinträchtigen. Der Abbau von Phytinsäure erfolgt durch das Enzym Phytase, das sowohl von den Pflanzen selbst, wie auch von Bakterien im Verdauungstrakt einiger Tiere, etwa im Pansen von Wiederkäuern, gebildet wird. Das menschliche Darmmikrobiom produziert nur wenig davon; der Phytatgehalt im Getreide lässt sich jedoch auch durch Verarbeitungsschritte wie Vermahlen, Einweichen, Fermentation mit Bakterienkulturen oder Keimen und Erhitzen verringern. Bei der Brotherstellung reduzieren speziell die Sauerteigfermentation und anschließendes Backen den Phytatgehalt im Korn nahezu vollständig. Durch die traditionelle Fermentierung mit Sauerteig werden circa 67 % des Phytats und durch das Erhitzen bis zu 40 % abgebaut. Eine Fermentation mit Milchsäurebakterien kann das Phytat sogar um bis zu 90 % reduzieren.

Umgang mit Getreide

Ganz allgemein kann der Verzehr von Getreide und insbesondere Weizen also hochproblematisch sein oder werden. Auch wenn keine Zöliakie oder Weizenallergie vorliegt, wirkt Getreide bei vielen Menschen proentzündlich. Diese Unverträglichkeit ist nicht bei allen gleich ausgeprägt. Die meisten von uns, vor allem diejenigen mit gesundheitlichen Problemen, dürften jedoch sehr von einer getreidearmen Ernährung profitieren. Zumindest sollte auf verträglichere Getreidesorten wie Hafer und insbesondere Reis umgestellt werden.

Eine Möglichkeit für verträglicheres Getreide ist die Sauerteigfermentation zur Herstellung gluten- und phytatreduzierter Lebensmittel. Bei der Zöliakie führt dies nachweislich zu einer Verbesserung der Symptome, denn nicht nur die Phytate, sondern auch das Gluten wird auf diese Weise deutlich reduziert. Nach einer 48-stündigen Sauerteigfermentation ist das Gliadin fast vollständig und Glutenin bis zu ca. 73 % abgebaut.

Die traditionellen Herstellungsverfahren, die unsere Vorfahren über Jahrhunderte entwickelten und pflegten, haben Nahrungsmittel wie Getreide für uns verträglicher und damit gesünder gemacht. Auf diese Traditionen sollten wir uns wieder besinnen.

Histamin-Intoleranz

Wenn nach dem Essen regelmäßig unspezifische Symptome wie Juckreiz, Hautrötungen, Atembeschwerden oder Herzrasen auftreten, kann dies ein Hinweis auf eine Histamin-Intoleranz (HIT) sein (Tabelle 4). Die HIT ist, vereinfacht definiert, ein Ungleichgewicht zwischen der Aufnahme und dem Abbau von Histamin. Histamin ist ein biogenes Amin, also ein Eiweiß-Abbauprodukt, das natürlich im Körper vorkommt und als Botenstoff und Gewebshormon an zahlreichen Prozessen beteiligt ist. Es wird in den Mastzellen des Immunsystems gespeichert und physiologisch bei der Immunabwehr, etwa bei Entzündungen und allergischen Reaktionen, freigesetzt. Darüber hinaus regt es die Magensaftproduktion an, fördert die Kontraktion der glatten Muskelzellen (und damit auch die Darmperistaltik), wirkt gefäßerweiternd und steigert die Durchlässigkeit der Kapillaren. Eine gewisse Menge Histamin im Körper ist also ganz normal und wichtig.

Nahrungsmittelunverträglichkeiten sowie stark histaminhaltige und histaminfreisetzende Lebensmittel oder auch bestimmte Medikamente können den Histaminspiegel jedoch unverhältnismäßig in die Höhe treiben (Tabelle 6, Tabelle 7). Nur in den wenigsten Fällen sind dafür echte, also durch IgE-Antikörper nachweisbare Allergien verantwortlich. Häufiger dagegen sind Abbaustörungen, meist verursacht durch einen Diaminooxidase-Mangel. Diaminooxidase (DAO) ist eines der beiden Histamin abbauenden Enzyme im Körper. Sie baut hauptsächlich das extrazelluläre, überwiegend aus der Nahrung stammende Histamin ab und wird in den Enterozyten in Darm, Leber, Niere, Leukozyten und in der Plazenta gebildet. Das zweite Enzym, die Histamin-N-Methyltransferase (HNMT), baut dagegen nur das Histamin innerhalb der Zelle ab. Ein HNMT-Mangel ist vergleichsweise selten, betrifft hauptsächlich das zentrale Nervensystem und zeigt andere Symptome als ein DAO-Mangel. Studien haben bei entzündlichen Darmerkrankungen eine verminderte Diaminooxidase in Kombination mit erhöhtem Histaminspiegel gemessen. Um eine Histaminintoleranz in den Griff zu bekommen, müssen also gegebenenfalls zunächst einmal die zugrunde liegenden entzündlichen Darmerkrankungen samt ihrer Ursachen erkannt und beseitigt werden.

Auch Medikamente können die Histaminfreisetzung steigern (sogenannte Histaminliberatoren) (Tabelle 6) oder den Abbau blockieren (DAO-Hemmer). Migränepatienten leiden oft unwissentlich unter einer verminderten DAO-Aktivität. Durch den Verzehr von histaminhaltigen Lebensmitteln kommt es bei den Patienten zu einem vaskulären Kopfschmerz, der hauptsächlich durch Stickstoffmonoxid (NO) verursacht wird, das durch Histamin freigesetzt werden kann. Stickstoffmonoxid wirkt dann gefäßerweiternd im Gehirn und kann weitere Symptomatiken wie Schwindel, Lichtempfindlichkeit und Übelkeit hervorrufen.

Histamin, seine Vorstufe Histidin und weitere biogene Amine kommen in beinahe allen Lebensmitteln vor. Diese Moleküle entstehen auch bei der bakteriellen Zersetzung von Eiweiß. Deshalb enthalten manche Fermentationsprodukte wie Rotwein oder lange gereifter Käse große Mengen Histamin. Allein durch das Meiden stark histaminhaltiger Lebensmittel können Patienten oft eine deutliche Symptombesserung bis hin zur völligen Beschwerdefreiheit erreichen.

Den Histamingehalt in der Nahrung zu bestimmen, ist leider nicht einfach. Selbst für einzelne Lebensmittel wie Erdbeeren liefern unterschiedliche Labore sehr unterschiedliche Ergebnisse. Auch ist Histamin kein kennzeichnungspflichtiges Allergen. Wer sich histaminarm ernähren muss oder will, ist mit frischen Lebensmitteln am besten bedient. Haltbar gemachte Lebensmittel wie etwa Salami oder lange gereifter Käse sowie alkoholische Getränke sollten gemieden oder auf ein Minimum reduziert werden. Reifungs- und Gärungsprozesse steigern grundsätzlich den Histamingehalt. Nicht ausreichend erhitzte oder aufgewärmte Speisen werden von histaminempfindlichen Menschen meist ebenfalls nicht gut vertragen, weil histaminbildende Bakterien darin leichter überleben und sich schneller vermehren können. Das in den Speisen entstandene Histamin selbst lässt sich weder durch Kühlen noch Erhitzen wieder zerstören.

Die meisten Betroffenen haben eine individuelle Verträglichkeit, die zudem durch chronische Erkrankungen des Darms, Ig(E) vermittelte Allergien und Medikamente, welche die Histaminfreisetzung fördern oder den Abbau hemmen, beeinflusst wird. Um die eigene Toleranzschwelle festzustellen, empfiehlt sich eine Eliminationsdiät oder auch Karenzdiät in Kombination mit einem Ernährungs- und Symptom-Tagebuch. Dabei lässt sich durch einen anfänglichen 4- bis 6-wöchigen Verzicht und dann schrittweises Zufügen histaminhaltiger Lebensmittel herausfinden, was und wie viel man verträgt. Hilfreich bei histaminbedingten Beschwerden ist außerdem die zusätzliche Einnahme von Vitamin C, B6 und Kupfer. Dies sind wichtige Cofaktoren für die Funktion und Aktivität der DAO und bei einer HIT oft im Mangel (Tabelle 8). Auch Selen, Vitamin A, Calcium, Magnesium und Zink können die Symptome verringern. Eine Studie konnte zudem einen positiven Effekt durch eine DAO-Einnahme vor jeder Mahlzeit nachweisen. Neueren Studien zufolge sollte die dafür notwendige DAO-Menge in Form einer Nahrungsergänzung etwas höher gewählt werden als bisher angenommen.

HIT-Patienten sollten, wenn möglich, Histamin freisetzende oder DAO-hemmende Medikamente meiden (Tabelle 6). In Situationen, in denen eine histaminarme Ernährung nicht eingehalten werden kann oder die Einnahme eines Medikamentes unumgänglich ist, kann die präventive Einnahme eines Antihistaminikums sinnvoll sein.

Ein entscheidender Baustein für ein beschwerdefreies Leben ist eine aufbauende Darmtherapie, um Schleimhautschädigungen und die damit einhergehende verminderte DAO-Aktivität im Darm zu beseitigen.

Die starke Reaktion auf histaminreiche oder DAO-hemmende Nahrungsmittel ist letztlich nicht die Ursache des Problems, sondern ein Symptom von (stillen) Entzündungen, vor allem im Darmbereich, und von Mikronährstoffmängeln. Die ganzheitliche Therapie berücksichtigt deshalb zwar zunächst auch die auslösenden Nahrungsmittel selbst, zielt jedoch langfristig darauf ab, dass der dann wieder gesundete Organismus eben auch diese Nahrungsmittel verträgt.

Tabelle 4: Klinische Symptome einer HIT

Wassereinlagerungen (Ödeme)	Magen-Darm-Beschwerden
Gelenkschmerzen	Kopfschmerzen
Erschöpfungszustände	Hitzegefühl
Müdigkeit	Migräne
Schlafstörungen	verengte und/oder rinnende Nase
Verwirrtheit	depressive Verstimmungen
Nervosität	

Tabelle 5: Klinische Beschwerden ausgelöst durch Histamin

Symptome ausgelöst durch Histamin:	**Histamin ng/ml im Plasma**
normal	0 - 1
Magensäureproduktion erhöht	1 - 2
Herzrasen	1 - 2
Tachykardie	3 - 5
Kopfschmerzen	3 - 5
Hautrötungen	3 - 5
Nesselsucht	3 - 5
Juckreiz	3 - 5
sinkender arterieller Blutdruck	6 - 8
Bronchospasmus	7 - 12
Herzstillstand	~ 100

Tabelle 6: Medikamente die Histamin freisetzen oder den Abbau verlangsamen

Histaminfreisetzende Wirkstoffe oder DAO-Inhibitoren:	**Handelsnamen:**
Ambroxolhydrochlorid	Mucosolvan, Ambrobet, Mucoangin
Amoxicillin-Clavulansäure-Antibiotika	Amoclav, Augnebtan, Aziclav
Dihydralazin	Nepresol
Isoniazid	Isozid, Tebesium, Iso-Eremfat, Rifinab
Metoclopramid	Cerucal, Gastronerton, Paspertin
Promethazin	Atosil, Closin, Proneurin, Prothazin
Verapamil	Falicard, Isoptin, Veragamma
Acetylcystein	ACC, Acemuc, NAC, Myxofat
Chloroquin	Resochin, Weimerquin
Amitriptylin	Saroten, Syneudon, Tryptizol, Elavil
Promethazin	Atosil, Closin, Farganesse, Proneurin
Kontrastmittel	
Thiopental	Trapanal
Alcuroniumchlorid	Alloferin
Morphin	Capros, M-beta, Morixon, MSI
Acetylsalicylsäure	ASS, Aspirin
Prilocaine	Xylonest
Dobutamin	Dobutrex
Cimetidin	H2-Blocker
Cyclophosphamid	CTX

Tabelle 7: Nahrungsmittel und Histamin

Histaminhaltige Lebensmittel:	Histaminhaltige Lebensmittel:
Fisch (gefroren, Konserve, geräuchert oder getrocknet: Thunfisch, Sardine, Sardelle, Makrele)	Papaya
fermentierter Käse (Emmentaler, Harzer Rolle, Gouda, Roquefort, Camembert, Cheddar, Parmesan)	Erdbeeren
Salami	Ananas
getrockneter Schinken	Erdnüsse
Sauerkraut	Schokolade
Spinat	Krustentiere
Tomaten (Ketchup)	Schweinefleisch
Rotwein	Eiweiß (Hühnerei)
Weißwein	Lakritze
Sekt	
Bier	

Tabelle 8: Bei HIT häufig im Mangel befindliche Vitamine, Mineralstoffe

Vitamin C
Vitamin B_6
Kupfer
Calcium
Magnesium
Zink

Oxalat

Oxalsäure ist eine Dicarbonsäure, deren Salz als Oxalat bezeichnet wird. Beides wird vom Menschen über die Nahrung aufgenommen und entsteht auch im Stoffwechsel beim Abbau von Aminosäuren wie Tyrosin, Tryptophan, Phenylalanin und Hydroxyprolin sowie von Ascorbinsäure.

Oxalsäure ist vor allem in einigen Gemüsearten und Pflanzensorten reichlich enthalten (Tabelle 9), dagegen kaum in tierischen Nahrungsmitteln wie Fleisch und Milch. Eine gesunde, ausgewogene Ernährung liefert im Schnitt 50 bis 200 mg Oxalsäure am Tag. In Lebensmitteln liegen Oxalate überwiegend in Form von löslichem Kaliumoxalat oder unlöslichem Calciumoxalat vor. In höheren Konzentrationen ist Oxalsäure gesundheitsschädlich, vor allem für Personen, die zu Nierensteinbildung neigen. Große Mengen an Oxalsäure führen zum Ausfallen unlöslicher Calciumoxalate, sodass sich bei entsprechend veranlagten Personen Calciumoxalat-Steine in den ableitenden Harnwegen bilden können. Die Oxalatkristalle lagern sich nicht nur in den Nieren und harnableitenden Organen ab, sie gelangen auch in die Synovialflüssigkeit der Gelenke und verursachen Arthritis. Der ganze Körper kann betroffen sein, insbesondere Knochen, Gelenke, Herz, Augen und Haut. Folgeerkrankungen wie Diabetes können auch entstehen.

Oxalsäure wird zu den Antinährstoffen gezählt, da es die Bioverfügbarkeit von Mineralstoffen wie Eisen, Magnesium und Calcium verschlechtert. Dabei bindet Calcium Oxalsäure und steht dadurch dann dem Körper und insbesondere den Knochen nicht mehr zur Verfügung. Oxalsäurehaltige Lebensmittel sollten deshalb mit calciumhaltigen Lebensmitteln oder Nahrungsergänzungen kombiniert werden. Reich an Calcium sind beispielsweise Sesam, Fenchel, Kichererbsen, weiße Bohnen und Sojabohnen. Bei

Getränken enthalten vor allem verschiedene Teesorten, insbesondere der schwarze Tee, Oxalate, die durch calciumhaltige Milch gebunden werden können. Dabei ist jedoch zu beachten, dass viele Menschen auf das Milcheiweiß negativ reagieren.

Durch die Erforschung des Mikrobioms weiß man inzwischen, dass bestimmte Dickdarmbakterien, vor allem Oxalobacter formigenes, aber auch einige Lacto- und Bidifobakterien Oxalat im Darm abbauen. Antibiotika mit immer breiterem Wirkungsspektrum haben somit durch die Mitvernichtung der nützlichen Bakterien auch eine gesteigerte Oxalsäure-Aufnahme über den Darm zur Folge. Menschen, die zu Calciumoxalatsteinbildung neigen, weisen in Studien weniger Oxalobacter formigenes im Darm auf. Aktuelle klinische Studien prüfen deshalb die Sicherheit und Wirkung der Einnahme von Oxalobacter formigenes als Arzneimittel bei Hyperoxalurie (Anstieg und vermehrte Ausscheidung der Oxalsäure im Urin). Die Gabe verschiedener Oxalat abbauender Lacto- und Bifido-Bakterienstämme – Lactobacillus acidophilus, Lactobacillus plantarum, Lactobacillus brevis, Streptococcus thermophilus und Bifidobacterium infantis – hatte einen positiven Effekt auf die Oxalat-Verstoffwechselung. Probiotika mit diesen Stämmen können dementsprechend sehr hilfreich sein.

Patienten, die zu einer Bildung von Calciumoxalatsteinen neigen, sollten oxalsäurehaltige Lebensmittel reduzieren und nicht mehr als 40 bis 50 mg Oxalat pro Tag aufnehmen. Wichtig ist auch eine ausreichende Magnesium- und Calcium-Zufuhr. Das Oxalat-Calcium-Verhältnis in Lebensmitteln sollte bei ungefähr 1 oder darunter liegen (siehe Tabelle 10).

In der Forschung wird diskutiert, ob Vitamin C die Calciumoxalatsteinbildung fördert. Patienten, die zu Calciumoxalatsteinen neigen, sollten daher vor allem Langzeiteinnahmen hoher Vitamin-C-Mengen (> 1 g/Tag) mit ihrem Therapeuten absprechen.

Ein sehr einfacher Weg, um die Menge an Oxalsäure in Lebensmitteln zu senken, führt über die Zubereitung. Der Gehalt an wasserlöslichen Oxalaten lässt sich durch Kochen um 30 bis 87 % senken, da die Oxalsäure in das Kochwasser übergeht und damit weggeschüttet wird. Dämpfen, Backen und Blanchieren reduzieren die Oxalate ebenfalls. Keime und Hülsenfrüchte sollten vor dem Verzehr eingeweicht und Getreide geschält werden, da Oxalate überwiegend in den äußeren Randschichten zu finden sind. Auch die Fermentation von Lebensmitteln reduziert den Oxalat-Gehalt. Rösten scheint hingegen kaum eine Wirkung zu haben.

Oxalat ist im Übrigen ein gutes Beispiel dafür, dass pflanzliche Nahrung keineswegs immer unproblematisch ist. Pflanzen haben, abgesehen von der Verbreitung ihrer Samen, keinerlei Nutzen davon, von Tieren – einschließlich Menschen – verzehrt zu werden. Ihr Überleben sichern sie durch Inhaltsstoffe, die Tier und Mensch bei hohem Dauerkonsum schaden.

Sich nicht einseitig zu ernähren bedeutet somit auch, sich nicht einseitig von nur einer Handvoll pflanzlicher Lebensmittel zu ernähren. Die so oft und zu Recht empfohlene „abwechslungsreiche Ernährung“ schützt zugleich vor einem Übermaß an spezifischen pflanzlichen Antinährstoffen.

Tabelle 9: Oxalsäurehaltige Lebensmittel (Beispiele)

Nahrungsmittel	Oxalat-Gehalt (mg/100g)
Rhabarber	260 - 1235
Spinat	400 - 900
Mangold	650
Rote Beete	76 - 675
Sternfrucht	80 - 730
Kakaopulver	170 - 623
Sauerampfer	500
Weizenkleie	457
Cashewnüsse	231 - 262
Erdnüsse	96 - 705
Sojabohnen (getrocknet)	82 - 214
Kaffee	50 - 150
Himbeere	16
Erdbeere	16
Birne	6,2
Schwarztee	11,5 - 16,1
Apfel	0,5

Tabelle 10: Oxalsäurehaltige Lebensmittel und Oxalat-Calcium-Verhältnis

Nahrungsmittel	**Oxalat (mg/100g) Mittelwert**	**Calcium (mg/100g) Mittelwert**	**Oxalate/Calcium (mEq)**
Rhabarber	805	45	7,95
Sauerampfer	500	40	5,56
Spinat	970	122	4,27
Kartoffel	80	22	1,62
Tee	1150	450	1,14
Apfel	15	10	0,46
Petersilie	170	235	0,32
Salat	73	81	0,07

Gut gekaut ist halb verdaut

Die Verdauung beginnt im Mund

Wer sein Essen ausgiebig kaut, leistet gute Vorarbeit für die Verdauungsprozesse in Magen und Darm. Beim Kauen ist nicht nur das mechanische Zerkleinern mit den Zähnen wichtig, sondern vor allem das Einspeicheln der aufgenommenen Nahrung, denn gutes Einspeicheln macht die Hälfte der Verdauung aus. Speichel enthält unter anderem Verdauungsenzyme für Kohlenhydrate und Fette. Neben der fettspaltenden Lipase, die von den Zungengrunddrüsen gebildet wird, ist besonders die Alpha-Amylase (Ptyalin) wichtig, da sie Kohlenhydrate zerlegt. Sie wird fast ausschließlich von der Ohrspeicheldrüse produziert, und zwar in einer Menge, die sogar für die gesamte Verdauung der aufgenommenen Stärke ausreichen würde. Dies kann man sehr leicht selbst feststellen, wenn man ein Stück Brot so lange kaut, bis es süßlich schmeckt. So lange kauen jedoch die wenigsten. Die Alpha-Amylase gelangt mit der Nahrung in den Magen und wird dort durch die Magensäure inaktiviert. Erst im Dünndarm wird die Kohlenhydratspaltung dann mithilfe der Alpha-Amylase aus der Bauchspeicheldrüse (Pankreas) und weiterer zuckerspaltender Enzyme aus der Dünndarmschleimhaut fortgesetzt[1].

Die Speicheldrüsen produzieren täglich 1–2 Liter Speichel. Eine geringe Menge davon wird kontinuierlich gebildet; bestimmte mechanische, chemische und auch psychische Reize lassen das Sekret jedoch stärker fließen. So fördern Kaubewegungen und der Kontakt der Mundschleimhaut mit Inhaltsstoffen der Nahrung den Speichelfluss ebenso wie Hunger oder appetitliche Gerüche. Zudem wird über das vegetative Nervensystem bei Stress und Anspannung der Sympathikus aktiviert und dadurch die Speichelbildung gehemmt, bei Ruhe und Entspannung wird sie über den Parasympathikus gefördert. Das ist auch der Grund, warum uns allein beim Gedanken an eine köstliche Mahlzeit das Wasser im Mund zusammenläuft, während bei Nervosität und Angst die Spucke buchstäblich wegbleibt.

Der Speichel hat zahlreiche Aufgaben

Speichel ist nicht nur aufgrund seiner Verdauungsenzyme von Bedeutung. Seine ebenfalls enthaltenen Schleimstoffe, die Mucine, machen den Nahrungsbrei gleitfähig für den Weitertransport, erleichtern das Kauen und Schlucken fester Nahrungsbestandteile und bilden einen schützenden Film auf der Mundschleimhaut, der diese vor Verletzungen und Austrocknung bewahrt. Darüber hinaus stecken im Speichel Immunstoffe wie Lysozym und Immunglobulin A, die pathogene Viren, Bakterien und Pilze abwehren. Auch dient Speichel als Puffer und Neutralisator von Toxinen und Nahrungssäuren und unterstützt die Remineralisierung des Zahnschmelzes.

Wer langsam isst und gründlich kaut, unterstützt nicht nur eine gute Verdauung, sondern außerdem auch eine gute Figur: Das natürliche Sättigungsgefühl stellt sich eher ein und verhindert so eine übermäßige Nahrungsaufnahme. Auch intensiviert der Speichel den Geschmack der Speisen, da er die Geschmacksstoffe aus der Nahrung löst, die dann von den Geschmacksrezeptoren der Zunge erkannt werden können. Das steigert den Genuss beim Essen. Es lohnt also gleich doppelt, sich ausreichend Zeit für das Kauen zu nehmen. Der ganze Körper dankt es!

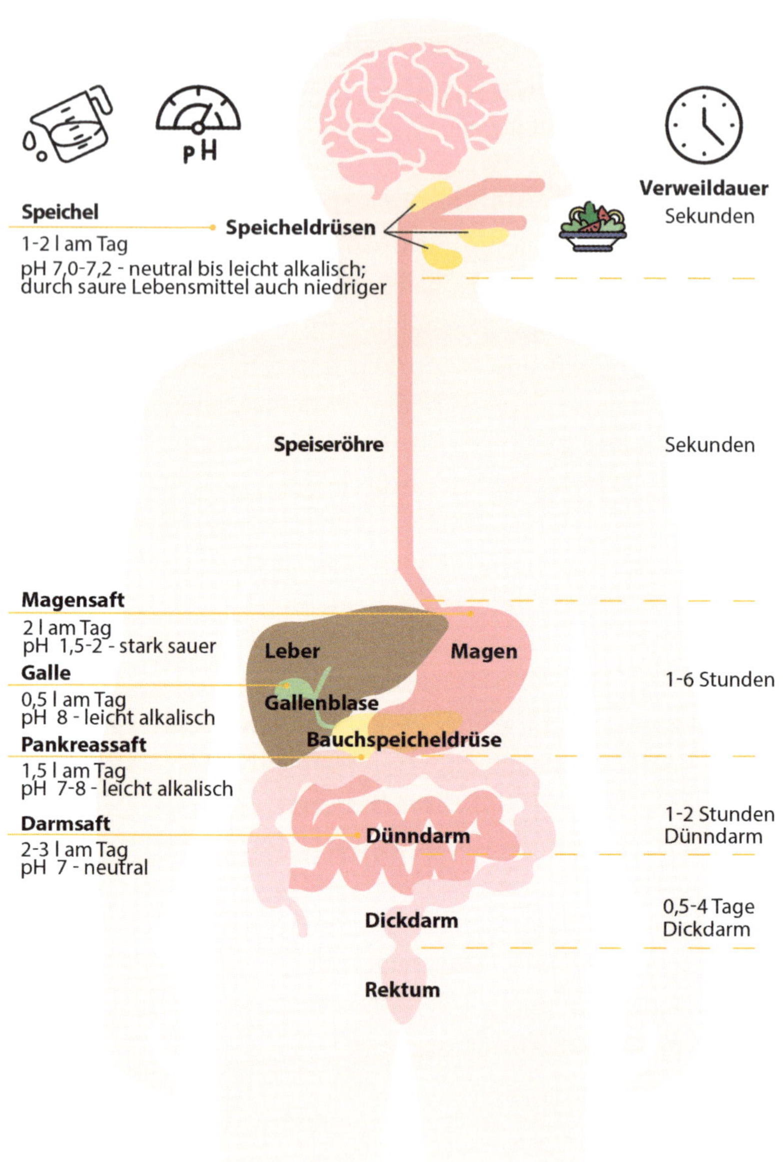

Abbildung 13. Verdauungstrakt des Menschen

Schlechtes Kauen schadet dem Körper

Sorgfältiges Kauen heißt, so lange zu kauen, bis die Nahrung verflüssigt ist – das kann 40 bis 50 Mal pro Bissen bedeuten. Dadurch wird der Magen-Darm-Trakt deutlich entlastet und Völlegefühl, Verstopfungen, Blähungen und Durchfall vorgebeugt. Auch können Nährstoffe und Energie so leichter aus der Nahrung gewonnen werden. Zu kurzes Kauen und Einspeicheln dagegen führt nicht nur zu einer schlechten Verdauung, sondern auch dazu, dass vermehrt Kohlenhydrate und Proteine in den Dickdarm gelangen und die Entstehung von giftigen Stoffen fördern. Während Kohlenhydrate von Darmbakterien zu giftigen Gärungsalkoholen fermentiert werden, lösen unverdaute Proteine bakterielle Fäulnisprozesse aus, die mit der Bildung von toxischen Stoffen wie Ammoniakverbindungen, biogenen Aminen, Indol, Phenol und sekundärer Gallensäure verknüpft sind.

Zusätzlich lässt unverdaute Nahrung den Darm träge werden und verstärkt die Toxinbildung so obendrein durch zu lange Verweildauer. Diese Selbstvergiftung des Darms, auch „intestinale Autointoxikation“ genannt, belastet nicht nur das Verdauungsorgan selbst, sondern auch die Leber und letztlich den gesamten Organismus. Darüber hinaus treibt Ammoniak den pH-Wert des Darmmilieus aus dem physiologisch sauren Bereich (pH-Wert 5,5–6,5 im Stuhl) in die alkalische Richtung und fördert so zusätzlich die Ansiedlung potentiell pathogener Erreger.

Auch Getränke und Kaltes beeinflussen die Verdauung

Ein weiterer wichtiger Aspekt für eine gute Verdauung ist die Temperatur der Speisen sowie der begleitenden Getränke. Beides sollte am besten im Bereich der Körpertemperatur liegen. Die Aktivität und Effizienz der Verdauungsenzyme ist sehr stark temperaturabhängig und nimmt bis 37 °C stetig zu. Essen oder trinken wir etwas Kaltes, sinkt die Temperatur im Magen schlagartig auf 15 oder

20 °C ab. Die Enzyme dort sind dann deutlich weniger aktiv und die Nahrung wird schlechter verdaut. Auch die Magenwand selbst kühlt ab und bildet weniger Magensaft und eiweißspaltende Enzyme (Pepsin). Deshalb sollte zu den Mahlzeiten auch nur Warmes getrunken werden.

Nicht nur Kaltes, sondern auch viel trinken ist beim Essen nicht gut, da die Flüssigkeit die Enzymsekrete im Mund verdünnen kann. Eine Tasse Tee oder Kaffee zum Essen ist jedoch unbedenklich, Koffein fördert die Sekretion des Magensafts sogar. Allerdings soll das Getränk nicht dafür genutzt werden, die Nahrung einfach herunter zu spülen, anstatt sie gut zu kauen. Der Verdauung im Magen schaden diese Getränke nicht, da sie beinahe sofort in den Dünndarm fließen. Zuckerhaltige Getränke wie Saft, Cola oder Limonaden bleiben dagegen zur Verdauung im Magen und verdünnen die Enzyme. Anders als oft argumentiert, wird der Magensaft selbst durch Trinken beim Essen nicht merklich verdünnt. Sein pH-Wert liegt während der Verdauungstätigkeit zwischen 1,5 und 2. Er enthält somit rund 100.000 Mal mehr Säure beziehungsweise positiv geladene Wasserstoffionen (Protonen) als Wasser mit seinem neutralen pH-Wert von 7. Dabei bedeutet eine Abnahme des pH-Wertes um 1 eine Zunahme der Wasserstoffionen um das 10-fache. Man müsste schon extreme Wassermengen trinken, um den pH-Wert der Magensäure bedeutsam zu verdünnen. Dafür reicht schon das Magenvolumen nicht aus.

Pro- und Präbiotika

Darmprobleme sind im 21. Jahrhundert universell verbreitet. Allein am Reizdarmsyndrom leiden bereits über 11 % der Weltbevölkerung. Die Ursache dafür ist der westliche Lebensstil: Zeitdruck, Stress, eine städtische Umgebung ohne Natur, Medikamente, Kaiserschnittgeburten sowie industriell stark verarbeitete Lebensmittel führen zu einem Verlust der mikrobiellen Vielfalt im Darm (Abbildung 14). Umwelt- und Genussgifte wie Rauchen und Alkohol haben ebenfalls einen negativen Einfluss auf das Mikrobiom. Aber auch durch Getreide- und Milchkonsum kann es zu Darmproblemen kommen (siehe Kapitel „Ernährung").

Unter den Medikamenten haben Antibiotika besonders schwerwiegende Auswirkungen auf die mikrobielle Diversität. Antibiotika greifen nicht nur die Infektionserreger, sondern auch die nützlichen Darmbakterien an. Schon eine einmalige Gabe kann bis zu 30 % der Bakterienflora im Darm negativ beeinflussen und diese monate- und sogar jahrelang aus dem Gleichgewicht bringen. Die häufigste akute Komplikation, der Antibiotika-assoziierte Durchfall, entsteht durch die Ausbreitung pathogener Keime in der dezimierten Darmflora, vor allem durch das bereits gegen viele Antibiotika resistente Bakterium Clostridium difficile. Der stark verbreitete Einsatz von Antibiotika erhöht die allgemeine Anfälligkeit für Durchfallerkrankungen und Clostridium-difficile-Infektionen und kann die Darmflora auf Dauer verändern. Zweifellos sind Antibiotika bei schweren bakteriellen Infekten notwendig und sie retten nach wie vor Leben. Sie sollten allerdings als letzte und nicht als erste Option eingesetzt werden. Es gilt: so oft wie notwendig – und so selten wie möglich.

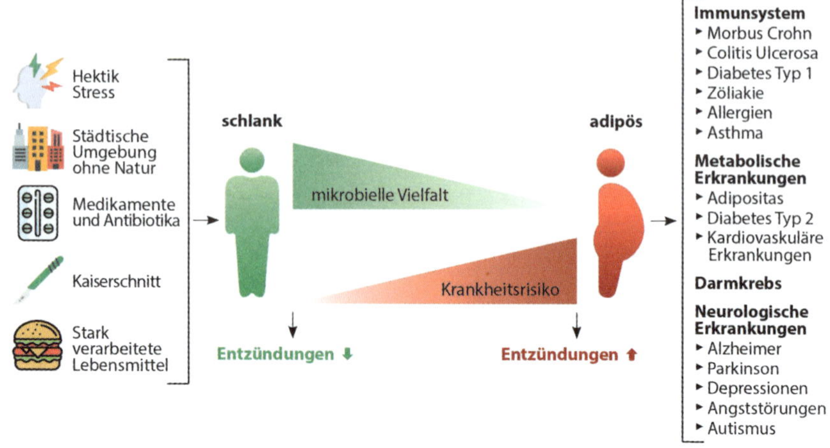

Abbildung 14. Ursachen und Folgen abnehmender mikrobieller Vielfalt im Darm

Der Verlust der bakteriellen Vielfalt im Ökosystem Darm macht aber nicht nur anfälliger für Krankheiten in diesem Organ, sondern ist aufs Engste mit nahezu allen chronischen Erkrankungen des Westens verknüpft (siehe Kapitel „Stille Entzündungen"). Eine abnehmende mikrobielle Diversität erhöht das Risiko, an stillen Entzündungen und daraus resultierenden Stoffwechselerkrankungen wie Adipositas und Insulinresistenz zu erkranken. Diese verloren gegangene Vielfalt gilt es wieder herzustellen. Denn wie jedes natürliche Ökosystem ist auch die Darmflora am stabilsten, wenn sie möglichst artenreich ist.

Der Mensch – ein Superorganismus

Betrachtet man den Menschen als Ganzes, so kann man von einem Superorganismus sprechen, der aus beinahe ebenso vielen körpereigenen Zellen wie Bakterien besteht. Beide bilden eine funktionelle Einheit. Eine frühere und noch immer verbreitete Schätzung, der zufolge der menschliche Körper sogar zehnmal mehr Bakterien als menschliche Zellen besitzt, ist inzwischen korrigiert worden. Tatsächlich sind es annähernd gleich viele: ein 70 Kilogramm schwerer

Mensch besteht aus etwa 38 Billionen ($3{,}8 \times 10^{13}$) Darmbakterien und 30 Billionen ($3{,}0 \times 10^{13}$) menschlichen Zellen. Nur nach dem Stuhlgang, mit dem sich jeweils ein paar Billionen Bakterien verabschieden, ist man quasi selbst kurze Zeit in der Überzahl.

Das Mikrobiom hat eine enorme Bedeutung für die Gesundheit. Dies zeigt sich beispielsweise darin, dass sich die Insulinsensitivität adipöser Probanden verbessert, wenn ihnen der Stuhl von schlanken Spendern transplantiert wird. Stuhltransplantationen werden derzeit am häufigsten bei schweren und wiederkehrenden Clostridium-difficile-Infektionen eingesetzt. Sie sind jedoch aufwendig und mit Risiken verbunden, da man auf einen gesunden, erregerfreien Spenderstuhl angewiesen ist. Ähnlich gute oder sogar bessere, weil dauerhaftere Ergebnisse lassen sich meistens durch eine Umstellung von Lebensstil und Ernährung sowie durch eine Ergänzung mit Pro- und Präbiotika erzielen.

Probiotika

Probiotika sind eine entscheidende Komponente in der Behandlung von Darmbeschwerden. Unter Probiotika versteht man lebende Mikroorganismen, die bei Verabreichung in ausreichender Menge einen gesundheitlichen Nutzen für den Menschen haben können. Zu ihnen gehören vor allem Milchsäurebakterien wie Laktobazillen, Bifidobakterien und bestimmte Enterokokken-Stämme. Probiotika haben ihre Wirkung bereits in einer Vielzahl von Studien unter Beweis gestellt. Sie helfen therapeutisch und präventiv bei zahlreichen Beschwerden.

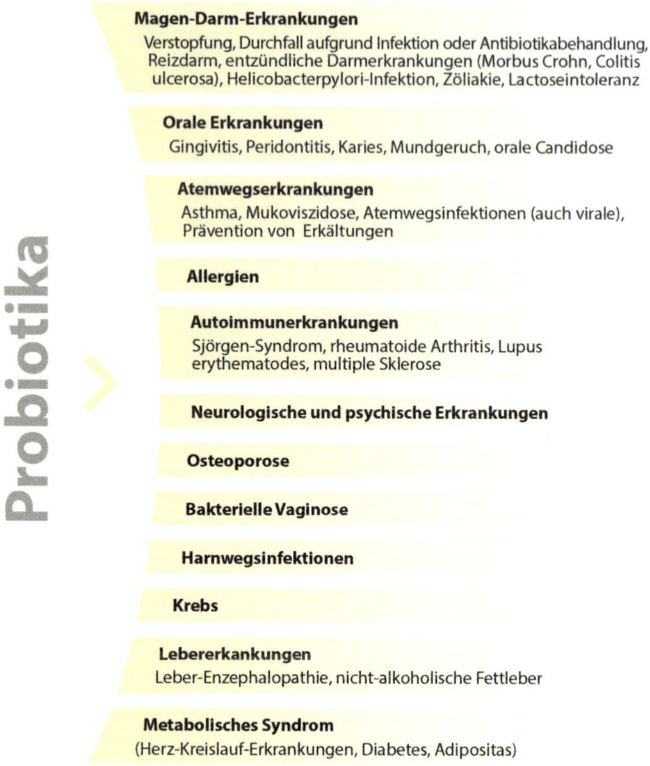

Probiotika

Magen-Darm-Erkrankungen
Verstopfung, Durchfall aufgrund Infektion oder Antibiotikabehandlung, Reizdarm, entzündliche Darmerkrankungen (Morbus Crohn, Colitis ulcerosa), Helicobacterpylori-Infektion, Zöliakie, Lactoseintoleranz

Orale Erkrankungen
Gingivitis, Peridontitis, Karies, Mundgeruch, orale Candidose

Atemwegserkrankungen
Asthma, Mukoviszidose, Atemwegsinfektionen (auch virale), Prävention von Erkältungen

Allergien

Autoimmunerkrankungen
Sjörgen-Syndrom, rheumatoide Arthritis, Lupus erythematodes, multiple Sklerose

Neurologische und psychische Erkrankungen

Osteoporose

Bakterielle Vaginose

Harnwegsinfektionen

Krebs

Lebererkankungen
Leber-Enzephalopathie, nicht-alkoholische Fettleber

Metabolisches Syndrom
(Herz-Kreislauf-Erkrankungen, Diabetes, Adipositas)

Abbildung 15. Zahlreiche Erkrankungen können mit Probiotika therapiert werden.

Darüber hinaus unterstützen Probiotika die Entgiftung von über die Nahrung aufgenommenen Umweltsubstanzen und können dadurch Erkrankungen vorbeugen. Zu diesen Umweltsubstanzen gehören z. B.:

- Bisphenol A (BPA)
- einige Pestizide (z. B. Chlorpyrifos)
- Schwermetalle
- Nitrit und Nitrosamine
- Perchlorate
- Heterozyklische Amine

Quellen für Probiotika

Probiotika können über fermentierte Nahrungsmittel wie Sauerkraut und andere fermentierte Gemüse, Kefir, Kombucha oder Natto aufgenommen werden. Die meisten kommerziellen Fermentationsprodukte sind allerdings pasteurisiert und enthalten somit keinerlei lebende Bakterien mehr. Frische Produkte gibt es mitunter in Naturkostläden oder auf dem Wochenmarkt. Ansonsten ist der einzig mögliche Weg, zuhause selber zu fermentieren. Wer dazu weder Zeit noch Lust hat, ist mit einem probiotischen Präparat aus dem Handel besser bedient. Kommerzielle Probiotika werden obendrein unter gesetzlich vorgeschriebenen Hygienestandards hergestellt und bergen daher, anders als die heimische Küche, nicht das Risiko, dass sich während der Fermentation unerwünschte Keime einschleichen und vermehren.

Ein wichtiges Auswahlkriterium beim Kauf eines probiotischen Präparats ist die möglichst große Vielfalt der enthaltenen Bakterienarten, um entsprechend die Vielfalt im Darm bestmöglich zu fördern. Diese sogenannten Multispezies-Probiotika erzielen in der Regel deutlich bessere Ergebnisse als Präparate mit nur einer oder wenigen Bakterienkulturen.

Handelsübliche gefriergetrocknete Bakterien, die in Form von Kapseln genommen und unmittelbar der Magensäure ausgesetzt werden, überstehen die Magenpassage größtenteils nicht. Eine bessere Alternative sind gefriergetrocknete Bakterien in Pulverform, die in Wasser einzurühren sind. Durch den Kontakt mit Wasser werden diese bereits vor ihrer Einnahme wieder stoffwechselaktiv, können so der Magensäure widerstehen und gelangen in praktisch vollständiger Anzahl in den Darm. Noch einfacher in der Anwendung sind flüssige Probiotika, die von vornherein stoffwechselaktive Bakterien enthalten.

Der Darm wird von mindestens 500 bis 1.000 verschiedenen Bakterienspezies bevölkert. Diese lassen sich natürlich unmöglich in dieser Gesamtheit von außen zuführen, um eine gesunde Vielfalt herzustellen – schon, weil ein Großteil von ihnen nicht außerhalb des Darms kultiviert werden kann. Das ist allerdings auch gar nicht nötig. Die unterschiedlichen Bakterienspezies im Darm stehen untereinander in einer engen Wechselbeziehung und beeinflussen sich gegenseitig, sodass bereits 10 bis 30 Stämme in einem Probiotikum entscheidend dazu beitragen können, das Darmmilieu in die richtige Richtung zu lenken.

Präbiotika

Die probiotischen Bakterien müssen nicht nur im Darm ankommen, sie brauchen dort auch ausreichend Nahrung, um sich ansiedeln und vermehren zu können. Daher ist es wichtig, sie bestmöglich zu „füttern“, entweder mit reichlich löslichen Ballaststoffen aus der Nahrung oder durch zusätzliche Einnahme eines Präbiotikums. Präbiotika sind spezielle Kohlenhydrate, die mit den menschlichen Enzymen nicht verdaut werden können, jedoch von den im Dickdarm besonders zahlreichen Bakterien verstoffwechselt beziehungsweise fermentiert werden. Dadurch können die nützlichen Bakterien sich einerseits vermehren und andererseits vorteilhafte Stoffwechselprodukte für den Menschen produzieren, vor allem kurzkettige Fettsäuren: Essigsäure, Propionsäure und Buttersäure. Von diesen Fettsäuren ist die Buttersäure der wichtigste Energielieferant für die Darmschleimhautzellen. Diese Zellen benötigen Buttersäure beziehungsweise deren Salz, das Butyrat, um ihre physiologischen Funktionen zu erfüllen: Mukusbildung, regenerative Zellteilung, Zusammenhalt der Darmschleimhautzellen und damit die Vermeidung eines Leaky Guts. Gleichzeitig verhindert Butyrat die Entstehung von Darmkrebs, weil es in Krebszellen den programmierten Zelltod (Apoptose) auslösen kann. Auch sorgt Butyrat dafür, dass ältere Darmschleimhautzellen nach wenigen Tagen physiologisch in die Apoptose gehen. Nirgends im menschlichen Organismus ist die Zellerneuerungsrate höher als in der Darmschleimhaut. Der Mensch verliert täglich etwa 100 Milliarden Darmschleimhautzellen, die ersetzt werden müssen. Die Lebensdauer einer Darmschleimhautzelle liegt bei gerade einmal 3 bis 5 Tagen.

Idealerweise enthält unsere Nahrung eine ausreichende Menge an löslichen Ballaststoffen. Als Menschen noch Jäger und Sammler waren, haben wir vor allem über wildes Wurzelgemüse mindestens 100 Gramm lösliche Ballaststoffe pro Tag aufgenommen. Leider enthalten kultivierte Gemüse und andere im Supermarkt erhältliche pflanzliche Nahrungsmittel in der Regel nur noch 1 bis 10 Prozent des Gehalts an löslichen Ballaststoffen ihrer wilden Vorfahren. Entsprechend verzehrt der moderne Mensch nur noch 1 bis 10 Gramm Präbiotika pro Tag, wenn er seine Ernährung nicht gezielt mit diesem so wichtigen Bakterienfutter ergänzt.

Zusätzlich können die bakteriellen Freunde im Darm durch eine bunte und damit in aller Regel polyphenolreiche, pflanzenbetonte Ernährung unterstützt werden. Dieselben Polyphenole, die die Mitochondrien in unseren Zellen unterstützen, helfen auch den Darmbakterien. Das ist eigentlich auch nicht überraschend: Schließlich stammen die Mitochondrien von Bakterien ab.

Umweltbelastungen und das Mikrobiom

Unsere Umwelt ist durch eine Vielzahl von Giftstoffen belastet. Kaum jemand kann sich Pestiziden wie Glyphosat entziehen, da sich diese Substanz inzwischen überall, sogar im Regenwasser, findet. Im Darm hemmt Glyphosat das Wachstum von gesundheitlich vorteilhaften Bakterien, während potentiell pathogene Bakterien sich unbeeindruckt zeigen. Jeder Mensch trägt potentiell pathogene Bakterien in sich. Als Folge der Glyphosatbelastung nimmt die Anzahl an guten Bakterien ab und damit auch die Menge der von ihnen gebildeten Bacteriocine – kleine antimikrobielle Peptide, die die Vermehrung konkurrierender Bakterienstämme hemmen. Können die guten die potentiell schädlichen Bakterien nicht mehr ausreichend in Schach halten, kommt es zu einer Überwucherung mit pathogenen Bakterien wie Clostridien oder Salmonellen. Diese Dysbiose führt bei Rindern oft zum Tod. Auch wenn die Auswirkungen beim Menschen bisher nicht so drastisch sind, erscheint es schon allein vor diesem Hintergrund mehr als sinnvoll, das Mikrobiom präventiv im Gleichgewicht zu halten.

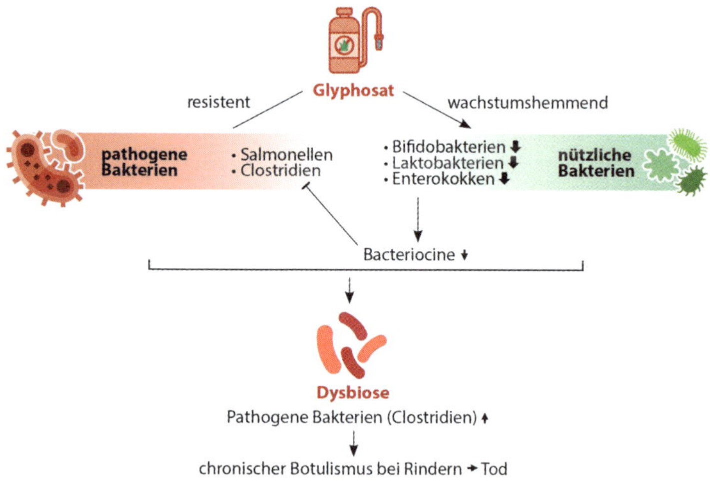

Abbildung 16. Einfluss von Glyphosat auf das Mikrobiom.

Neben den nützlichen Bakterien und dem passenden Bakterienfutter werden für die Darmgesundheit noch weitere Nährstoffe benötigt. So sind beispielsweise die Vitamine A und D3 für die Gesundheit der Schleimhäute notwendig, auch um einem Leaky Gut vorzubeugen. Glutamin ist ein wichtiger Nährstoff insbesondere für die Zellen im Dünndarm. Lecithin ist sehr hilfreich, damit die Darmschleimhaut ausreichend Schleim produzieren kann. Auch Mineralien wie Zink, Calcium und Magnesium sowie Omega-3-Fettsäuren wie EPA und DHA sind von hoher Bedeutung für den Darm. Wie überall im Körper sind alle Mitspieler des Nahrungsorchesters erforderlich, das heißt: Die Darmzellen sind ebenso auf alle Vitamine und Mineralien sowie essentielle Makronährstoffe – besonders essentielle Fettsäuren und Aminosäuren – angewiesen, wie alle anderen Körperzellen auch. Im Darm kommen jedoch die bakteriellen Mitspieler hinzu, die, wie beschrieben, einer besonderen Pflege bedürfen.

Reizdarm

Verdauungsbeschwerden sind inzwischen eine weitverbreitete Volkskrankheit. Zu den häufigsten Diagnosen zählt das sogenannte Reizdarm-Syndrom. Der Anteil der Reizdarm-Patienten wächst und wird aktuell auf 9 bis 16 % der deutschen Bevölkerung geschätzt. Lange war der Reizdarm eine reine Ausschlussdiagnose, bei der sich schlicht keine körperlichen Ursachen für die Beschwerden feststellen ließen. Jedoch mehren sich die Hinweise, dass auch bei einem Reizdarm pathologische Gewebeveränderungen und nicht nur eine Störung der Darmmotorik und Überreizung des Nervengewebes im Darm vorliegen. Zu den Symptomen zählen eine Empfindlichkeit auf mechanische und chemische Reize, Störungen der Bewegungsfähigkeit des Darms (Motilitätsstörungen) und eine erhöhte Immunaktivität. Betroffene leiden meist an Durchfall, Verstopfungen oder beidem abwechselnd. Typisch sind auch weitere unspezifische Symptome wie Schmerzen im Unterbauch, Übelkeit und Blähungen. Dazu besteht ein erhöhtes Risiko, zusätzlich an einer Nahrungsmittelunverträglichkeit etwa gegen Laktose, Histamin oder Gluten zu erkranken. Insgesamt können die Beschwerden zu einer erheblichen Beeinträchtigung der Lebensqualität führen. Ursachen sind häufig stille Entzündungen, ein verändertes Mikrobiom, eine durchlässige Darmschleimhaut im Dünndarm und damit verbunden Störungen des Nervensystems im Darm.

Aufgrund der Vielfalt der Symptome sowie einem nicht immer ersichtlichen zeitlichen Zusammenhang zwischen Auslöser und Wirkung wird meist ein breites Spektrum pharmakologischer Behandlungen eingesetzt, die auf die Symptome abzielen, die Ursachen jedoch unbehandelt lassen. Vor allem wenn mehrere Symptome gleichzeitig auftreten, sind die konventionell verordneten Therapien meist unbefriedigend.

Ein potentiell ursächlicher Behandlungsansatz und deshalb dauerhaft zentrales Thema für Betroffene ist die Ernährung. Erste hilfreiche Maßnahmen bei einem akuten, nicht therapierten Reizdarm sind regelmäßige Mahlzeiten mit festen Essenszeiten, die vorläufige Reduktion von Ballaststoffen und der Verzicht auf laktosehaltige Lebensmittel, besonders Milch und Milchprodukte. Zu den Lebensmitteln, die Beschwerden auslösen oder verschlimmern können, gehören auch Weizen und Fructose, außerdem blähende Nahrungsmittel wie Bohnen, diverse Kohlsorten und Zwiebeln. Auch der Konsum von Koffein und Alkohol sollte stark eingeschränkt werden.

Im Jahr 2005 stellte eine Gruppe australischer Ärzte und Ernährungswissenschaftler erstmals die Hypothese auf, dass für die Beschwerden bei entzündlichen Darmerkrankungen und Reizdarmsyndrom spezielle Kohlenhydrate aus der Nahrung ursächlich mitverantwortlich sind: die sogenannten FODMAP. Die Abkürzung steht für „fermentable oligo-, di-, monosaccharides and polyols", zu Deutsch: fermentierbare Oligo-, Di-, Monosaccharide und Polyole, also von Darmbakterien vergärbare Mehrfach-, Zweifach- und Einfachzucker sowie Zuckeralkohole. Zu ihnen gehören etwa Saccharose, Laktose, Fructose und Oligofructose sowie künstliche Süßstoffe wie Sorbit, Maltit und Xylit. FODMAP sind in vielen Nahrungsmitteln enthalten und können vor allem bei empfindlichen Personen Darmbeschwerden verursachen. Im Dünndarm werden sie nur schlecht resorbiert und binden vor allem Wasser, was das Wasservolumen im Darm erhöht und Durchfall begünstigt. Erreichen sie den Dickdarm, entstehen dort bei ihrer Vergärung durch Bakterien verstärkt Gase, die Blähungen und Bauchschmerzen verursachen. Die Schlussfolgerung der australischen Wissenschaftler lautete jedenfalls, dass ein Verzicht auf FODMAP die Beschwerden der Patienten reduzieren müsste – tatsächlich ist der positive Effekt einer FODMAP-armen Ernährung inzwischen durch zahlreiche klinische Studien belegt.

Um die jeweiligen Beschwerdenauslöser zu identifizieren, sollten, ähnlich wie bei einer histaminarmen Diät, zunächst Lebensmittel mit hohem FODMAP-Gehalt für etwa 6 bis 8 Wochen vom Speiseplan gestrichen werden (Tabelle 11). Lassen die Beschwerden nach, können einzelne Lebensmittel schrittweise wieder zugefügt werden. Das Ziel ist ein individueller Ernährungsplan, um kritische Lebensmittel zu vermeiden und dennoch nicht vollständig auf FODMAPs verzichten zu müssen. Insbesondere Ballaststoffe haben langfristig einen ausgesprochen positiven Einfluss auf Darmflora und Darmschleimhaut. Die Low-FODMAP-Diät ist weder eine Einheitsdiät noch eine lebenslange Diät, vielmehr sollen Patienten ihre individuelle Verträglichkeit besser kennenlernen und sich den oft scheinbar willkürlich auftretenden Beschwerden nicht hilflos ausgeliefert fühlen. Inzwischen gibt es neben zahlreichen Ernährungsratgebern auch Smartphone-Apps unter den Stichwörtern „Histamin, Fructose…", die den FODMAP-, Lactose- oder Histamin-Gehalt von Lebensmitteln angeben und Betroffenen bei der Lebensmittel-Auswahl behilflich sein können.

Langfristiges Ziel einer ganzheitlichen Therapie ist, dass FODMAP-Konsum nicht mehr zu Reizdarmsymptomen führt.

Tabelle 11: Lebensmittel mit geringem bzw. hohem FODMAP-Gehalt

geringer FODMAP-Gehalt	hoher FODMAP-Gehalt
frischer Fisch bzw. frische Meeresfrüchte	Nudeln (Weizen, Gerste, Roggen)
Aubergine, Kürbis (bis 120g)	Blumenkohl, Brokkoli, grüne Paprika
Fenchel, junger Spinat	dicke Bohnen, Linsen
Oliven, Sellerie, Gurke	Erbsen, Mais, Süßkartoffeln, Artischocken
Zucchini, Bambussprossen	Rote Bete, Karotten
Lauch (grüner Teil)	Zwiebeln, Knoblauch, Schalotten – ganz zu vermeiden, wenn möglich
Max 1/8 Avocado, Karotten, Tomaten	Äpfel, Birnen
Bananen (unreif, leicht grün)	Brombeeren, Mango
½ Grapefruit, Limonen, Zitrone	Datteln, Feigen
Erdbeeren, Rhabarber	Kirschen, Johannisbeeren
Heidelbeeren, Papaya	Wassermelone
Himbeere, Kiwi, Weintrauben	Pflaumen
Dinkel (wird von vielen vertragen/ austesten)	Aprikosen, Pfirsiche, Nektarinen, Pampelmusen
glutenfreie Nudeln (auf das Mehl achten)	Couscous
glutenfreies Brot	Eiernudeln
Polenta, Tapioka	Backwaren aus Weizen
Quinoa, Buchweizen	Gerste – große Mengen
Butter, Erdnussbutter	Roggen
Hafer, Hafermilch, Haferflocken, Haferkleie	Buttermilch, Ziegenmilch, Schafsmilch
Kürbiskerne, Kokosnuss	Cashew-Kerne

geringer FODMAP-Gehalt	hoher FODMAP-Gehalt
Mandeln (max. 10 Stück pro Tag), Mandelmilch	Pistazien
Macadamia-Nüsse (max. 10 Stück)	Pilze
Paranüsse (max. 10 Stück)	grüner Pfeffer
1 Glas Gerstenbier (kein Weizenbier)	> 1 Glas Bier
1 Glas Wein (trocken)	Likör
Eier	Fischkonserven (Fructose, Zwiebel)
Fleisch: Lamm, Geflügel, Rind	Wurst (Laktose, Zwiebel, Gemüse, Weizen)
Ahornsirup ohne Zusatz von Maissirup	Agavensaft
Essig	Inulin, Mannit, Sorbitol, Xylitol
Ingwer, Curcuma	Weichkäse, Sauerrahm, Frischkäse
Knoblauch aromatisiertes Öl	Kuhmilch, Milcheis, Joghurt, Sahne
Rosmarin, Petersilie, Thymian, Minze, Majoran, Oregano, Koriander	Soßen mit Milch und Sahne (aus Kuh-, Schaf-oder Ziege)
Senf, Pfeffer, Zitronengras	Pesto, Ketchup
Stevia	Honig, industriell gefertigte Puddings
Erdnussbutter, Erdnüsse	Vollmilchschokolade, Schokoriegel

Pilze und Parasiten im Darm

In jedem Darm leben neben hilfreichen Organismen auch Schmarotzer, die sich gerne an den gedeckten Tisch setzen, aber keine Miete zahlen. Die meisten von ihnen verhalten sich unauffällig und richten keinen weiteren Schaden an, einige jedoch können wirklich gefährlich werden: Sie plündern nicht nur die Nahrungsvorräte ihrer Mitbewohner, sondern vermüllen die Wohnung und schlagen Löcher in die Wände.

Die Forschung kennt rund 400 Arten von Würmern und anderen Parasiten, die den menschlichen Darm besiedeln können. Diese verbrauchen nicht nur wertvolle Nährstoffe, sondern hinterlassen auch toxische Stoffe und beschädigen die Darmwände. Aus der Nahrung und dem Wasser können sie in unseren Körper gelangen. Treffen sie auf ein gesundes Verdauungs- und Immunsystem, gelingt es ihnen allerdings erst gar nicht, sich dort einzunisten. Die Funktionen von Magen, Galle und Darm sind hierbei besonders wichtig. Ernährungsfehler, Medikamente und Stress können ihre Ansiedlung und Ausbreitung jedoch begünstigen und die uns normalerweise schützende Darmflora sowie unser Immunsystem nachhaltig beeinträchtigen (Abbildung 17).

Pilze und Parasiten haben während der gemeinsamen Evolution mit ihren Wirten zahlreiche Mechanismen entwickelt, um deren Abwehr zu unterlaufen wie z. B. das Überstehen der Magensäure. Eine Stärkung des Immunsystems mittels Ernährung und Kräuterextrakten ist ein wichtiger Weg, um Pilze und Parasiten zu beseitigen.

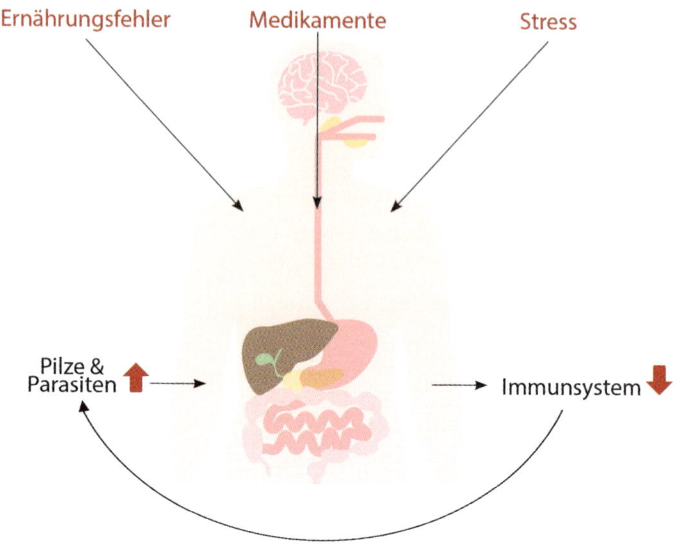

Abbildung 17. Nachteilige Wirkung von Parasiten und Pilzen

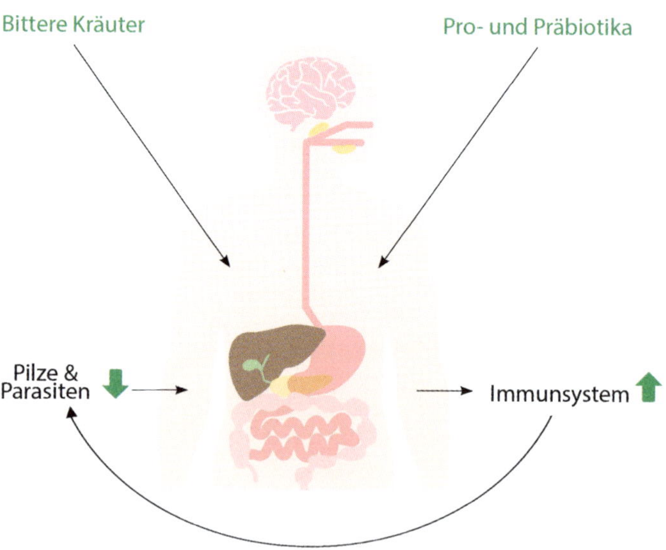

Abbildung 18. Positive Wirkungen von Bitterstoffen, Pro- und Präbiotika

Warum Pilze im Darm nicht sein sollten

Darmpilze treten häufig auf und oft wird gesagt: „Pilze hat doch jeder!“ und die meisten gesunden Erwachsenen haben sie tatsächlich. Allerdings macht auch hier die Dosis und die Pilzart das Gift. Zu den Pilzarten können Candida albicans, Geotrichum, Rhodotorula, Saccharomyces oder Schimmelpilze gehören. Wenn die Immunabwehr beeinträchtigt ist, finden sich diese Pilze oft vermehrt im Darm. Dies kann häufig nach einer Antibiotikatherapie oder der Gabe von schleimhautreizenden Medikamenten (z. B. Schmerzmitteln) beobachtet werden. Die resultierenden Entzündungsprozesse können zu einem durchlässigen Darm (Leaky Gut) führen.

Am häufigsten finden sich Hefepilze der Gattung Candida, insbesondere die Spezies Candida albicans. Dieser Pilz hat die Fähigkeit, sowohl in der harmlosen Hefe- als auch in der für den Menschen problematischen Hyphenform (Pilzfäden) zu wachsen. Die Hyphenform ermöglicht diesem Organismus die Invasion von Schleimhäuten. Ca. 50 % der Bevölkerung haben die harmlose Variante davon im Darm und ca. 75 % haben sie sogar in der Mundhöhle, ohne dass Beschwerden auftreten. Normalerweise gelingt es unserem Immunsystem bei einer intakten Darmflora, diese Mitbewohner zahlenmäßig in Schach zu halten. Aufgrund einer ungesunden Ernährung, angereichert beispielsweise mit Mikrobiom-schädigenden Konservierungsstoffen, kann dieses sensible Gleichgewicht aber gestört werden.

Pilze sind in der Lage, in die Immunzellen des Darms einzudringen und deren Abwehrfunktion zu reduzieren, um sich dort zu vermehren. Sie können so der Immunabwehr nicht nur entgehen, sondern diese noch zusätzlich schwächen. Zudem besteht ein enger Zusammenhang zwischen Pilzbelastung und Entzündungen der Darmschleimhaut sowie ihrer Durchlässigkeit. Wenn Symptome einer Darmerkrankung bestehen oder die Entzündungswerte der Darmschleimhaut sich bei einer Stuhluntersuchung erhöht darstellen, ist das ein Hinweis auf eine mögliche Pilzinfektion.

Typischerweise beruht die Pilz-Diagnostik auf dem Nachweis im Stuhl. Die Stuhlproben werden im Labor auf Nährböden aufgetragen, um die vorhandenen Pilze anzuzüchten. Damit soll ein qualitativer und quantitativer Nachweis erfolgen. Unsicherheiten im Ergebnis ergeben sich aus dem Transportweg und einer unbefriedigenden Zuverlässigkeit der Tests mit einer Fehlerquote von 30 - 40 %. Der Nachweis von Pilzen im Stuhl ist daher problematisch und liefert oft falsch-negative Ergebnisse. Trotz bestehender Symptomatik wie Blähungen, Bauchschmerzen, Heißhungeranfällen, häufigem Durchfall, variierender Konsistenz des Stuhlgangs, Vaginalpilz oder Juckreiz am Schließmuskel werden oft keine Pilze im Stuhl gefunden, obwohl sie im Darm vorhanden sind. Das kann auch an den Eigenschaften der Pilze selbst liegen. Bei Candida hat man festgestellt, dass er nicht gleichmäßig im Darm verteilt ist, sondern Nester bildet, die nicht zwangsläufig in der gerade untersuchten Stuhlprobe enthalten sind. Die genannten Symptome können also auch bei einem negativen Laborbefund auf Pilze zurückzuführen sein.

Die meisten Pilze im Darm wirken ungünstig und sollten dort nicht sein. In einem gesunden Magen- und Darmmilieu sind ausreichend Magensäure, Gallensäure und nützliche Bakterien vorhanden, um die Pilze in Schach zu halten. Ist das Milieu wieder hergestellt, sollten sich bei den Patienten in den Stuhluntersuchungen keine erhöhten Entzündungsmarker mehr finden lassen bzw. diese sollten rückläufig sein.

Parasiten sollten sich im Darm nicht wohlfühlen

Der Parasitenbefall in Deutschland ist eher selten. Nur 0,01 % der Bevölkerung sollen vom Wurmbefall betroffen sein, wobei viele Fälle unbemerkt ablaufen können. Parasiten befallen Menschen auf unterschiedliche Art und Weise, z. B. dringen in manchen Ländern wie Afrika oder Asien Fadenwurmlarven aus dem Boden durch die Haut ein und gelangen über den Blutkreislauf in innere Organe. Bandwürmer sind Parasiten, die im Darm leben und in einigen Fällen mehrere Meter lang werden können. Sie können die Darmwand durchbohren und werden mit dem Blutkreislauf im Körper verteilt. Egel und ihre Eier gelangen durch infiziertes Trinkwasser in den Körper. Madenwurmeier können durch Finger, Kleidung und Bettzeug in den Mund gelangen. Bestimmte Amöben werden durch verseuchtes Wasser und Nahrung aufgenommen.

Parasiten sind unerwünschte Gäste, die sich an der vom Menschen konsumierten Nahrung bedienen. Zudem überfluten sie den Körper mit giftigen Abfallprodukten und belasten somit unseren Stoffwechsel und Energiehaushalt. Viele Parasitenarten benutzen den Menschen als Wirt, manche davon sind mikroskopisch klein. Sie entwickeln bei einer Infizierung keine sofort sichtbaren Symptome, können aber zur Quelle chronischer Belastungen werden. Ein Parasitenbefall führt meist zu erhöhten Entzündungswerten im Darm und das schwächt zusätzlich die Immunabwehr. Bei einer geschwächten Abwehrlage, die heutzutage leider viele Menschen betrifft, können die Parasiten wiederum leichter gesundheitlichen Schaden anrichten. Als Folge können daraus chronische Erkrankungen entstehen wie Asthma, Multiple Sklerose und Krebs.

Wirksam gegen Parasiten und Pilze: Darmkur mit Bitterstoffen

Der beste Schutz vor Pilzen und Parasiten ist ein gesundes Verdauungs- und Immunsystem. Die allgemeinen Maßnahmen zu ihrer Stärkung – eine antientzündliche Ernährung mit unterstützenden Prä- und Probiotika – liefert deshalb auch hier die richtige Grundlage. Was Parasiten und Darmpilze darüber hinaus überhaupt nicht mögen, sind Bitterstoffe. Diese regen die Bildung von Magen- und Gallensäuren an und fördern damit die erste wichtige Barriere gegen oral aufgenommene Erreger. Vor allem die Galle ist nicht nur wichtig, um Fette zu verdauen, sondern dient auch der inneren Parasitenbekämpfung. Würmer, egal in welchem Stadium, haben gegen sie kaum eine Chance.

Die Evolution hat bei Säugetieren für Organe und Verhaltensweisen gesorgt, mit denen sie Parasitenbefall verhindern oder bekämpfen können. Viele Tiere nehmen z. B. vorbeugend oder bei einem Befall Nahrungsmittel auf, die die Galle anregen. Eine solche Maßnahme ist beim Menschen ebenfalls möglich, indem bittere Nahrungsmittel bewusst eingenommen werden. Dadurch wird zusätzlich auch die Säurebildung im Magen angeregt, was bereits einige pathogene Keime und Parasiten beseitigt, bevor die Gallensäure ihre Wirkung tut.

Anders als unsere Vorfahren kennen viele Menschen heute wegen der auf Süße gezüchteten Getreide, Gemüse und Früchte kaum noch bittere Nahrungsmittel. Vor allem bei bereits bestehenden Symptomen einer Darmerkrankung oder erhöhten Entzündungswerten der Darmschleimhaut sollte deshalb ergänzend zur Verbesserung des Magen-Darm-Milieus eine mögliche Pilz- oder Parasiteninfektion durch den Einsatz von Bitterstoffen mitbehandelt werden. Bitterstoffe, zum Beispiel in Form von Kräutertinkturen, gehören eigentlich bereits vorbeugend und deshalb regelmäßig zu jeder Magen-Darm-Kur dazu – gerade, weil ein Pilz- oder Parasitenbefall meist erst spät entdeckt wird. Wer Haustiere hat, sollte sie zu ihrem und zum eigenen Schutz immer gleich mitbehandeln. Auch auf Reisen, vor allem in Länder mit niedrigeren Hygienestandards, gehören Bittertinkturen ins Gepäck. Sie können einem so manche die Urlaubsfreude schmälernde Magen- oder Darmverstimmung ersparen.

Mitochondrien - Kraftwerk und Steuerzentrale der Zellen

Das Wissen über Mitochondrien hat schon im letzten Jahrhundert die Filmwelt beeinflusst. So findet sich in Episode 1 der Filmreihe Star Wars der folgende Dialog zwischen Anakin Skywalker, dem späteren Darth Vader, und einem Jedi-Meister:

Skywalker: Meister, Herr, ich habe gehört wie Yoda von den Midi-Chlorianern erzählt hat. Ich habe mich gefragt… was sind Midi-Chlorianer?

Jedi-Meister: Midi-Chlorianer sind eine mikroskopisch kleine Lebensform, die sich in allen lebenden Zellen befindet und mit der Macht kommunizieren.

Skywalker: Sie leben in mir?

Jedi-Meister: In Deinen Zellen, ja. Wir sind Symbionten mit Ihnen.

Skywalker: Symbionten?

Jedi-Meister: Das sind Lebensformen, die zum gegenseitigen Vorteil miteinander leben. Ohne die Midi-Chlorianer könnte kein Leben existieren und wir hätten auch keine Kenntnis von der Macht. Ohne Unterlass sprechen sie zu uns und teilen uns den Willen der Macht mit. Wenn du gelernt hast, deine Gedanken zum Schweigen zu bringen, wirst du hören, wie sie zu Dir sprechen.

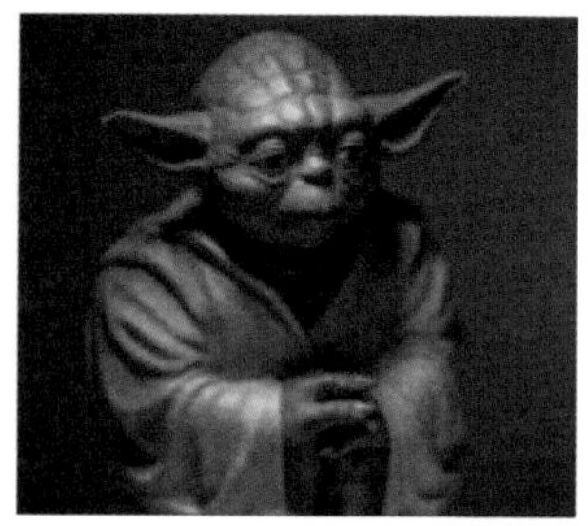

Abbildung 19. Yoda

Dieser Dialog spiegelt buchstäblich die „Macht“ und Bedeutung der Mitochondrien wider und zeigt ausblickend sogar, dass wir unsere Mitochondrien und damit unsere Gesundheit durch Stressreduktion, etwa durch die Gedanken zum Schweigen bringende Meditation, wirkungsvoll unterstützen können.

Jedes Biologie- und Medizinbuch enthält Abbildungen der menschlichen Zelle. In der Regel zeigen sie einen allein durch seine Größe dominierenden Zellkern und ein paar wenige Mitochondrien. Tatsächlich enthalten die meisten Zellen jedoch Tausende von Mitochondrien. Insgesamt machen sie rund ein Zehntel des Körpergewichts aus. Tausende von Mitochondrien lassen sich natürlich schwerlich in einer Grafik unterbringen. Die zwangsläufig vereinfachte Darstellung illustriert jedoch zugleich eine überhöhte Vorstellung von der Bedeutung des Zellkerns mitsamt der enthaltenen DNA – und untergräbt die essentielle Bedeutung der Mitochondrien für die Zellfunktion und die Gesundheit.

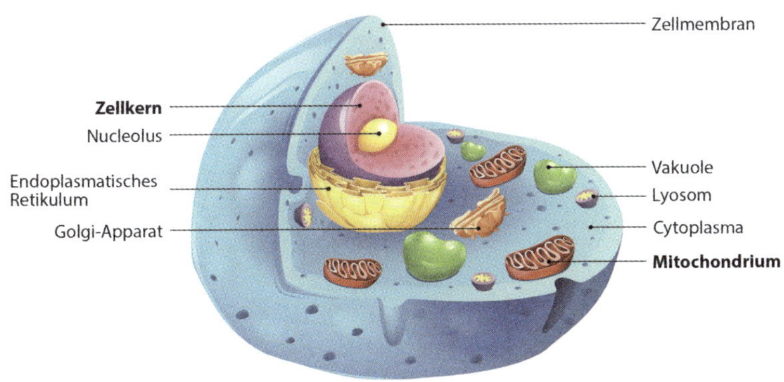

Abbildung 20. Typische Abbildung einer menschlichen Zelle mit Mitochondrien

Doch beginnen wir am Anfang: Woher stammen Mitochondrien? Ursprünglich waren Mitochondrien Bakterien, genauer α-Proteobakterien, die zu Urzeiten in Symbiose mit Archaea-Zellen lebten. Archaea sind – wie auch Bakterien – einzellige Organismen, die sich in ihrem Aufbau aber stark von diesen unterscheiden. Vor 1,7 Milliarden Jahren verschmolzen Bakterien und Archaea in der sogenannten Eukaryogenese zu einer neuartigen Zelle. Daraus entwickelten sich im weiteren Verlauf der Evolution tierische beziehungsweise menschliche Zellen, aber auch Pilze und Pflanzen. Mitochondrien sind die „Kraftwerke der Zelle" – das haben viele wahrscheinlich noch aus dem Biologieunterricht in Erinnerung. Tatsächlich werden 90 % unserer Energie in den Mitochondrien produziert. Dass wir uns entsprechend schlapp und müde fühlen, wenn unsere Mitochondrien nicht voll leistungsfähig sind, liegt auf der Hand.

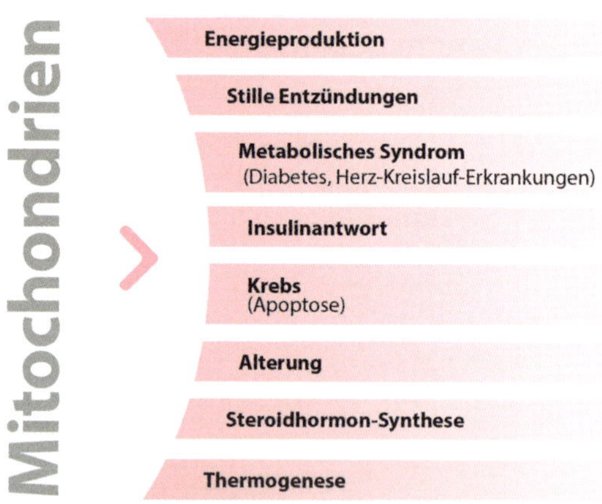

Abbildung 21. Gesundheitliche Bereiche, die von gut funktionierenden Mitochondrien profitieren

Diese Zellorganellen haben aber noch viele weitere wichtige Funktionen. So sorgen sie für die biochemische Thermogenese im braunen beziehungsweise beigen Fettgewebe, was insbesondere beim

Neugeborenen, aber auch noch beim Erwachsenen für eine ausreichende Körpertemperatur sorgt. Auch der erste Schritt der Synthese der Steroidhormone, die Umwandlung von Cholesterin zu Pregnenolon, findet in den Mitochondrien statt. Wenn die Mitochondrien schlapp machen, entsteht somit ein Mangel an Testosteron, Östrogen, Cortisol und Aldosteron. Der Mangel an Sexualhormonen wirkt sich dabei nicht nur negativ auf die Libido aus; er sorgt auch für eine Verringerung von Muskel- und Knochenmasse, was wiederum zu einem Verlust von Kraft und Beweglichkeit und damit zu einem höheren Verletzungsrisiko führt. Diese und weitere Folgen sind in Abbildung 22 dargestellt.

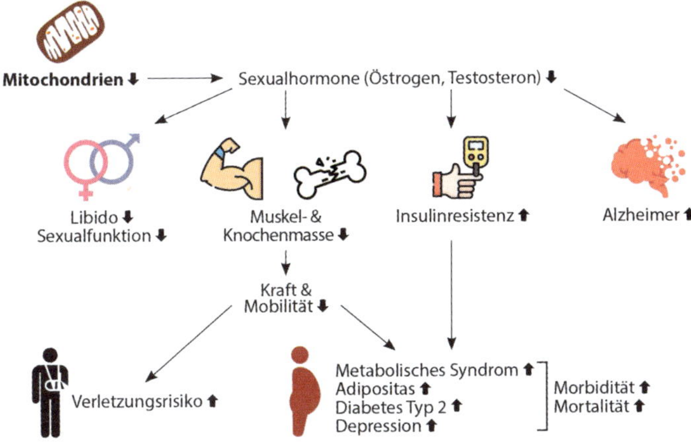

Abbildung 22. Ursache und Folgen eines Mangels an Steroidhormonen

Mitochondrien haben eine kritische Bedeutung für die Einleitung des programmierten Zelltods, der Apoptose – dies ist insbesondere als Schutz vor Krebs essentiell. Auch beim Vermeiden von Übergewicht, Diabetes, Neurodegeneration und vorzeitigem Altern sind gut funktionierende Mitochondrien entscheidend. So gehört es bereits seit langem zum Lehrbuchwissen, dass Mitochondrien entscheidend an der Insulinausschüttung durch die

Bauchspeicheldrüse nach dem Verzehr von Kohlenhydraten beteiligt sind. Bei geschädigten Mitochondrien ist das nur noch eingeschränkt möglich und es entwickelt sich Diabetes

Was schadet den Mitochondrien und was tut ihnen gut?

Da Mitochondrien einst Bakterien waren, liegt der Schluss nahe, dass ihnen alles schadet, was auch den Bakterien im Darm (Mikrobiom) schadet.

Faktoren wie Mangel an essentiellen Nährstoffen, Fructose-/Kohlenhydrat-Überkonsum, Mikrobiom-Dysbiose, Umweltgifte, Pestizide und viele Medikamente, insbesondere Antibiotika, schädigen die Mitochondrien und führen zu Fehlfunktionen in ihnen. Dadurch entstehen vermehrt Sauerstoffradikale mit der Folge von oxidativem Zellstress und letztendlich stillen Entzündungen. Beides erhöht den Nährstoffverbrauch und verschlimmert einen Mangel an essentiellen Nährstoffen. Damit zeigt sich aber zugleich auch, wo sich therapeutisch sinnvoll ansetzen lässt, um mitochondriale Funktionsstörungen zu beseitigen (Abbildung 23).

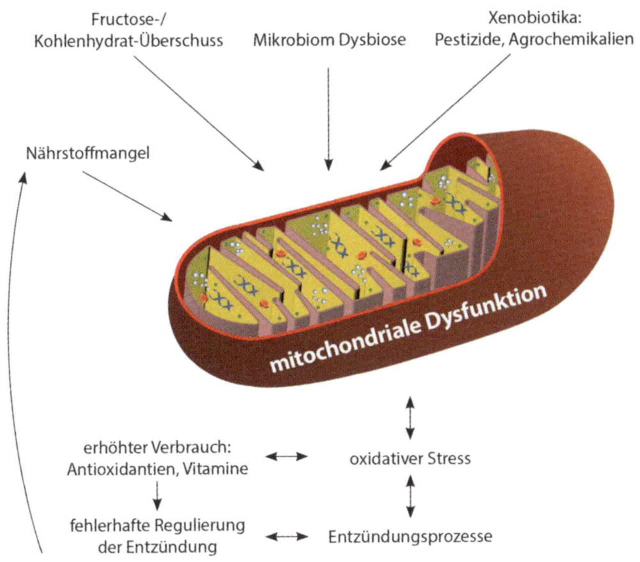

Abbildung 23. Ursachen für Störung der Mitochondrienfunktion

Die Entstehung von freien Sauerstoffradikalen ist ein normaler Prozess im Stoffwechsel jedes Menschen, bis zu einem gewissen Grad sind sie sogar nützlich und beispielsweise unerlässlich für ein funktionierendes Immunsystem. Zum Problem werden sie, wenn etwa durch Umweltverschmutzung, Rauchen, Medikamente, schlechte Ernährung oder Strahlenbelastung mehr von ihnen gebildet werden, als der Körper abbauen kann. Dieser sogenannte oxidative Stress kann zu stillen Entzündungen mit allen Folgeerkrankungen, darunter auch Krebs, führen. Zum Glück bietet die Natur eine Reihe von Substanzen, mit denen diese zusätzlichen Belastungen ein Stück weit ausgeglichen werden können: Wirkungsvolle Antioxidantien finden sich beispielsweise in Curcumin, Resveratrol, vielen Vitaminen, Selen, Mangan, Granatapfel, Grüntee und Lycopen. Darüber hinaus sind Mitochondrien auf bestimmte Nährstoffe in besonderem Maß angewiesen: B-Vitamine, Coenzym Q10, Eisen, Carnitin, Magnesium, Kupfer, Zink und α-Liponsäure.

Bei einer Nahrungsergänzung mit diesen Mikronährstoffen sollte nicht nur darauf geachtet werden, dass diese möglichst in ihren bereits bioaktiven Formen vorliegen (z. B. Folat anstatt Folsäure), sondern auch auf eine gute Bioverfügbarkeit der verwendeten Inhaltsstoffe. Insbesondere fettlösliche Substanzen wie Coenzym Q10 und Curcumin werden im wässrigen Milieu des Darms schlecht aufgenommen, weil sie dort verklumpen. Es gibt viele Ansätze, die Bioverfügbarkeit zu verbessern, jedoch sind nicht alle davon empfehlenswert. So wird etwa Curcumin häufig als Gemisch mit der Chemikalie Polysorbat 80 angeboten. Polysorbat 80 erhöht zwar tatsächlich sehr effektiv die Bioverfügbarkeit, verringert aber gleichzeitig die Bakterienvielfalt im Darm und fördert Darmentzündungen. Auch in der Naturheilkunde sollte der hippokratische Grundsatz „Primum non nocere!“ („Als erstes nicht schaden!“) gelten, insbesondere wenn es unbedenkliche Alternativen gibt. Am Beispiel von Curcumin und Coenzym Q10 etwa sind das Cyclodextrine – kleine ringförmige Moleküle aus Glucose, die sich um die fettlöslichen Moleküle legen und ihre Wasserlöslichkeit und damit Bioverfügbarkeit deutlich erhöhen.

Mitochondrien und Mikrobiom

Probleme im Darm-Mikrobiom können sich negativ auf die Mitochondrien im gesamten Körper auswirken. Kommt es beispielsweise zu einer Überwucherung mit pathogenen Bakterien, können diese bei Kontakt mit Schwermetallen Schwefelwasserstoff (H_2S) produzieren. Dieser schädigt zum einen das Darmepithel und trägt dadurch zum Leaky Gut bei, zum anderen werden Mitochondrien in ihrer Funktion massiv gestört. Beides führt dann zu chronischer Erschöpfung.

Bei Patienten mit Erschöpfungssyndrom lässt sich obendrein oft feststellen, dass ihre aerobe Darmflora zu mehr als der Hälfte aus Enterokokken- und Streptokokken-Spezies besteht, die in einem gesunden Darm lediglich gut 10 % ausmachen. Diese Bakterien produzieren linksdrehende Milchsäure (D-Lactat), die im Gehirn und Herz nicht abgebaut werden kann und dort zu einer Übersäuerung und Verringerung der Mitochondrienfunktion führt.

Ein gesundes Mikrobiom wiederum übt einen maßgeblich positiven Einfluss auf die Mitochondrien aus. Stehen ausreichend präbiotische Fasern zur Verfügung, stellt das Mikrobiom kurzkettige Fettsäuren her, die als Signalgeber auf die Mitochondrien im gesamten Organismus wirken. Die Mitochondrien werden fitter und vermehren sich – und damit verbessern sich automatisch alle mit ihnen verbundenen Zell- und Organfunktionen, darunter Fettverbrennung (weniger Fettspeicherung!) und Wärmeerzeugung.

Fazit: Alles, was den Bakterien in unserem Darm guttut, kommt auch den „Bakterien in unseren Zellen", den Mitochondrien, zugute. Im Sinne der Gesundheit sollten wir stets beide im Blick haben.

Chronobiologie - Licht und Essensfenster für die Gesundheit

Manchmal lässt sich auch schon mit einfachen Anpassungen im Lebensstil sehr viel für die Gesundheit erreichen. Licht ist für unsere Biologie so wichtig wie Luft, Nahrung und Wasser. Licht reguliert den Tagesrhythmus und beeinflusst maßgeblich alle Körpersysteme.

Im menschlichen Auge befinden sich neben den bekannten Stäbchen- und Zapfenzellen mehrere Tausend blaulichtempfindliche Ganglienzellen, die zwar keine bewusste Lichtwahrnehmung vermitteln, die dem Organismus aber indirekt die Tageszeit mitteilen. Diese speziellen Zellen, deren Funktion erst 2002 entdeckt wurde und die auch bei Blinden meist noch funktionieren, geben Signale an den Hypothalamus. In diesem Gehirnteil befindet sich das Kontrollzentrum unserer inneren Uhr. Von dort aus wird das Hormonsystem mit seinen Botenstoffen, unter anderem Melatonin, Cortisol, Testosteron und Insulin, gesteuert. Der Schlaf-Wach-Rhythmus wird davon ebenso beeinflusst, wie das Entzündungssystem, die Verdauung und die einzelnen Organuhren.

Dieses komplexe biologische Uhrwerk wird auch circadianer Rhythmus genannt, was sich als „Rhythmus um den Tag herum" übersetzen ließe. Dieser Rhythmus ist - eventuell auf genetischer Ebene - bei verschieden Menschen unterschiedlich eingestellt. Dementsprechend gibt es neben denjenigen mit einem normalen Rhythmus auch ausgeprägte Frühaufsteher und Langschläfer. Jedoch können nur die wenigsten Menschen in unserer Gesellschaft ihrem eigenen Rhythmus frei folgen. Die meisten müssen morgens um 8:00 oder 9:00 Uhr am Arbeitsplatz oder in der Schule sein. Gerade wenn der innere Rhythmus nicht dem äußeren entspricht, ist es besonders wichtig, die Uhr täglich aufs Neue zu justieren.

Die wichtigsten Störfaktoren für den circadianen Rhythmus sind:
- sozialer Jetlag durch Schichtarbeit, unflexible Schul-/Arbeitszeiten, unterschiedliche Rhythmen an Wochentagen und Wochenende
- Jetlag nach Flugreisen oder Zeitumstellung (Sommer-/Winterzeit)
- Schlafeinschränkungen aufgrund innerer oder äußerer Einflüsse
- nächtliches Licht
- Nahrungsaufnahme zur falschen Zeit

Ein Leben gegen den eigenen Biorhythmus hat massiven Einfluss auf die Gesundheit (Abbildung 24). Nachtschichtarbeit wird sogar als Krebsrisiko eingestuft. Umso wichtiger ist es, die innere Uhr wieder in den Takt zu bringen.

Abbildung 24. Einfluss des circadianen Rhythmus auf die Gesundheit

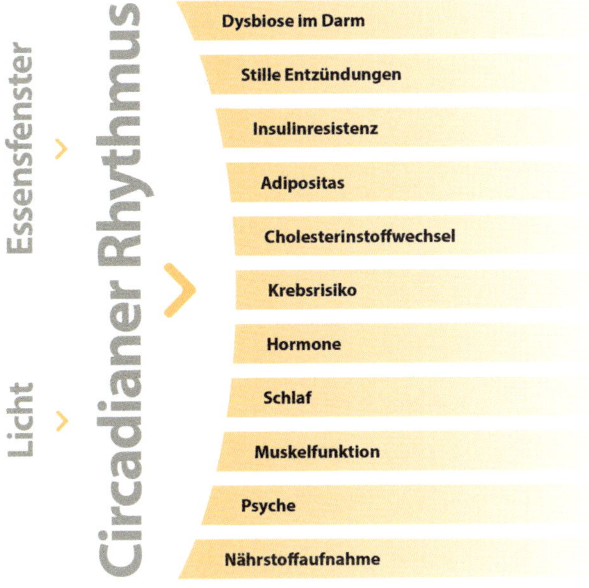

Dafür braucht der Organismus in erster Linie tägliches Sonnenlicht, und zwar so früh wie möglich nach dem Aufstehen. Schon eine viertel bis halbe Stunde im Freien genügt. Das Licht normaler Innenraumlampen reicht dagegen nicht, um dem Gehirn zu signalisieren, dass es die Melatoninproduktion einstellen soll und um den Impuls für das Stellen der inneren Uhr zu geben. Ist es nicht möglich, sich morgens dem Tageslicht auszusetzen, können Tageslichtlampen oder spezielle Lichttherapiebrillen helfen. Die beste Möglichkeit bleibt aber die Sonne, auch an bedeckten Tagen.

Damit der Organismus die Melatoninproduktion zum Einschlafen wieder hochfahren kann, sollte spätestens zwei bis drei Stunden vor dem Zubettgehen helles und insbesondere blaues Licht gemieden werden. Einen hohen Blaulichtanteil haben vor allem kaltweiße Leuchtmittel und elektronische Bildschirme. Für die abendliche Beleuchtung besser geeignet sind gedimmtes, warmweißes Licht oder Kerzen. Das blaue Licht von Monitoren, Laptop- und Smartphone-Bildschirmen lässt sich über Software-Lösungen reduzieren. Vor allem für Menschen, die viel Zeit vor unnatürlichen Lichtquellen verbringen oder nachts arbeiten, sind Blaulichtfilter-Brillen eine praktische Anschaffung. Und beim nächtlichen Weg zur Toilette kann bei Bedarf eine Rotlicht-Taschenlampe helfen.

Der zweite wichtige Taktgeber neben dem Licht ist das Essenszeitfenster. Viele Menschen nehmen ihre täglichen Mahlzeiten in einem Zeitraum von bis zu 15 Stunden ein. Sowohl Tier- wie auch Humanstudien zeigen jedoch, dass ein kürzeres, 8- bis 12-stündiges Zeitfenster deutlich besser für die innere Uhr und die Gesundheit ist. Außerhalb dieses Zeitfensters darf lediglich Wasser getrunken werden. Alleine diese sehr einfache Maßnahme kann zu besserem Schlaf und bei Übergewicht zur Gewichtsreduktion führen. Auch

Schichtarbeiter können ihren circadianen Rhythmus und damit ihre Gesundheit trotz mangelnder Tageslicht-Anpassung auf diese Weise positiv beeinflussen.

Innerhalb des 8- bis 12-stündigen Essensfensters werden idealerweise 2 bis 3 Mahlzeiten im Abstand von jeweils 4 bis 5 Stunden verzehrt, wobei der Großteil der Kalorien in der ersten Tageshälfte konsumiert werden sollte. Snacks und Zwischenmahlzeiten sind zu meiden. Die letzte Mahlzeit sollte mindestens 3 bis 4 Stunden vor dem Zubettgehen liegen, damit der Körper ausreichend abkühlen kann, was das Einschlafen verbessert. Zudem behindert ein hoher Melatoninspiegel am Abend die Blutzuckerregulation, was ein zusätzlicher Grund ist, zu später Stunde auf Nahrungsaufnahme zu verzichten. Der Biorhythmus kennt weder Wochenenden noch Urlaub, deshalb gönnt man ihm besser auch an diesen Tagen seine gewohnten Ess- und Schlafenszeiten.

Was kann ich als Patient tun?

Ernährung

Allgemeine Empfehlungen

- zwischen den Mahlzeiten täglich 2-3 Liter Wasser trinken
- nur essen, wenn man wirklich hungrig ist
- Täglich sollten nur 2 bis 3 Mahlzeiten und keine Snacks oder kalorienhaltige Getränke zwischendurch konsumiert werden. Der Magen-Darm-Trakt braucht Zeit für seine Verdauungstätigkeit. Ideal sind 4 bis 5 Stunden Pause zwischen den Mahlzeiten.
- Mahlzeiten vorzugsweise warm verzehren. Kaltes Essen wird schlecht verdaut.
- Es sollte so gründlich gekaut werden, dass die Nahrung bereits im Mund verflüssigt wird und leicht geschluckt werden kann. Keinesfalls sollte das Essen stattdessen mit einem Getränk heruntergespült werden. Ein gründlicher Kauprozess und das Einspeicheln der Nahrung sind unverzichtbar für einen gesunden Verdauungsvorgang.
- gar keine oder nur sehr geringe Mengen Flüssigkeit zu den Mahlzeiten trinken, um die Verdauung nicht zu stören bzw. die Verdauungssekrete nicht zu verdünnen. Insbesondere kalte Getränke zu Mahlzeiten sind hochproblematisch, weil diese den Magen abkühlen und die Verdauungsenzyme bei niedriger Temperatur nicht gut arbeiten können.
- bei Mahlzeiten den Magen maximal zu etwa drei Viertel füllen, damit eine gute Verdauung möglich ist. Der Magen braucht – ähnlich wie eine Waschmaschine – ausreichend Platz, um die Verdauungsenzyme mit der Nahrung vermischen zu können. Fühlt der Magen sich nach einer Mahlzeit deutlich angespannt an, war es zu viel. Langsames Essen ermöglicht, dass die Sättigung rechtzeitig wahrgenommen wird.
- allgemeine Orientierung für den Teller: 50 % Gemüse, 30 % Proteinquellen (Fisch, Fleisch, Eier oder pflanzliche Alternativen), 20 % Stärkequelle (Kartoffeln, Reis)

- Gemüse darf in beliebiger Menge gegessen werden. Kohlenhydrate aus Gemüse brauchen nicht gezählt werden, wenn es darum geht, nur eine moderate Kohlenhydratmenge zu konsumieren.
- vor allem bei Gemüse abwechslungsreich essen und möglichst saisonale Sorten wählen.
- Mahlzeiten aus frischen Zutaten mit Gewürzen und Kräutern zubereiten
- abends Rohkost meiden
- Obst zu oder direkt nach einer Mahlzeit möglichst meiden Obst wird schnell verdaut und kann in Verbindung mit einer Mahlzeit gären. Obst maximal 1 bis 2x am Tag und nur in kleinen Mengen, eventuell als eigene kleine Mahlzeit konsumieren
- zum Süßen Reissirup, Dextrose-Pulver oder Stevia in Maßen verwenden. Ebenfalls geeignet sind kleine Mengen Honig oder Erythritol und Xylitol in Mengen unter 20 g am Tag. Erythritol und insbesondere Xylitol können jedoch abführend wirken und sind daher nur eingeschränkt zu empfehlen.
- die natürliche Süße von Nahrungsmitteln wieder schmecken lernen
- optimale Salzmenge: 7,6 bis 12,7 g pro Tag. Achtung: Viele Produkte sind bereits gesalzen.
- Getreide mit Ausnahme von Reis meiden. Traditionelles Natursauerteig-Brot ohne Hefe ist in Maßen für Gesunde akzeptabel. Die lange Fermentation verringert den Gehalt an Gluten und Phytinsäure.
- Milchprodukte meiden. Milchfett, d. h. Butter und in kleiner Menge Sahne, ist dagegen empfehlenswert.
- Sojaprodukte: Nur traditionell fermentierte Varianten wie Tempeh, Miso, Natto oder fermentierte Sojasauce sind empfehlenswert.
- maßvoller Umgang mit Kaffee und anderen koffeinhaltigen Getränken (nicht mehr nach 12 Uhr)
- Alkohol allenfalls in moderaten Mengen (z. B. ein kleines Glas Wein zum Abendessen)

- möglichst wenig unverderblich gemachte Lebensmittel konsumieren, da sie zu stark verarbeitet bzw. mit Konservierungsstoffen versetzt sind. Konservierungsstoffe wirken antibiotisch und stehen im Verdacht, die Darmflora und eventuell sogar die Mitochondrien zu schädigen.
- Reste von Geschirrspülmitteln gründlich vom Geschirr entfernen. Geschirrspülmittel beeinträchtigen die Darmflora sehr, was zu Leaky Gut, stillen Entzündungen und in der Folge zu chronischen Erkrankungen führen kann.
- Fertignahrung und stark verarbeitete Lebensmittel generell meiden Sie sind der Hauptauslöser für Übergewicht.
- möglichst von anerkannten Verbänden zertifizierte Bio-Lebensmittel konsumieren. Demeter ist am strengsten und dadurch in der Regel am besten, das EU-Biosiegel hingegen am schwächsten. Pestizide - insbesondere Glyphosat - können das Mikrobiom schädigen.

Fette

- Transfette meiden (Fertigessen, Back- und Süßwaren, Fritteusen, billige Supermarktöle aus Samen)
- zum Braten: natives Olivenöl extra, Kokosfett, Avocadoöl, Butterfett, Schmalz, Talg
- besser dünsten statt braten, insbesondere Fisch
- beim Therapeuten: Omega-3-Index messen lassen
- fettreichen Kaltwasserfisch oder Fischöl konsumieren
- Samenöle meiden. Lein-, Hanf-, Sonnenblumen-, Rapsöl und ähnliche Öle können in moderaten Mengen in der kalten Küche eingesetzt werden, wenn sie nicht raffiniert oder erhitzt wurden. Samenöle eignen sich weder zum Braten noch zu therapeutischen Zwecken.
- Butter aus Weidemilch ist empfehlenswert. Margarine sollte gemieden werden.

Kohlenhydrate

- gute Quellen: Wurzelgemüse, Blattgemüse, Beeren-Obst maßvoller Konsum: Kartoffeln (weiße und rote), weißer Reis
- bei der Zubereitung mit Wasser kochen; Temperaturen über 100 °C vermeiden
- maßvoller Obstkonsum: maximal 2 bis 3 Portionen pro Tag. Auf Obst kann auch verzichtet werden.
- Fruchtsäfte, Limonaden sowie generell konzentrierte Fructosequellen (Zucker, Ahornsirup, Honig, Agavendicksaft) meiden
- bei Adipositas und verwandten Erkrankungen auf maximal 150 g Kohlenhydrate pro Tag beschränken, insbesondere Fructosekonsum minimieren
- Kohlenhydrate muss man sich durch Bewegung/Sport verdienen.

Proteine

- nicht nur Muskelfleisch, sondern vor allem Organfleisch (Innereien, z. B. Leber) essen
- Fisch nicht frittieren
- bei veganer Ernährung täglich mehrere Proteinquellen kombinieren (nicht notwendigerweise in derselben Mahlzeit)

Empfehlenswerte Lebensmittel

Pflanzliches

Gemüse (1 Pfund pro Tag)
- fermentiertes Gemüse
- Blattgemüse
- Wurzel-, Knollen- und Stangengemüse
- Meeresalgen, Gewürze und Kräuter
- Zwiebeln
- Pilze

Süße Pflanzen (1 Pfund pro Tag)
- Rüben
- Karotten
- Obst, Beeren

Stärke (1 Pfund pro Tag)
- Süßkartoffeln, Kartoffeln
- weißer Reis
- Kochbananen

Tierisches

Fleisch, Fisch & Eier (0,5 - 1 Pfund pro Tag)
- Eier z. B. von Hühnern oder Wachteln
- Fleisch von Rind, Lamm und Ziege
- Innereien
- Muscheln, Süßwasser- und Meeresfische
- Geflügel (insbesondere Ente, Wild- oder Biogeflügel)

Geschmacks- und Aromastoffe

- Zitronensaft, Essig
- Fette & Öle: Butter, Kokosöl, Olivenöl, Rindertalg, Schweineschmalz, Entenfett
- umami: Tamari, Fischsoße
- Brühen: Knochen/Gelenkbrühe, Gemüsebrühe
- Salz

Genussmittel in Maßen

- Nüsse
- dunkle Schokolade
- Kaffee, Tee, Alkohol
- fructosefreie Süßungsmittel (Reissirup, Dextrose)
- Honig

Aufgrund des hohen Gehalts an Mikronährstoffen sind diese Lebensmittel besonders empfehlenswert: Leber, Niere, Eigelb, Meeresalgen, Muscheln, fermentierte Gemüse und Knochenbrühe.

Nicht zu empfehlende Lebensmittel

- Getreide (Weizen, Gerste, Hafer, Roggen, Hirse, Mais)
- Samenöle (z. B. aus Soja, Mais, Distel, Sonnenblume, Raps)
- Zucker, zuckerhaltige Nahrungsmittel/Getränke
- Hülsenfrüchte und Erdnüsse
- Erbsen und grüne Bohnen sind akzeptabel. Andere Bohnen können durch die Zubereitung verträglicher gemacht werden.

Lebensstil

Chronobiologie

- immer zur selben Zeit aufstehen und zu Bett gehen
- morgens mindestens 15 Minuten Tageslicht im Freien tanken
- möglichst viel Tageslicht im Alltag, auch tagsüber
- abends helles und blaues Licht meiden
- Hauptmenge der Nahrung in der ersten Tageshälfte konsumieren
- Essensfenster von 8 bis 12 Stunden nicht überschreiten

Schlaf

- für 6-8 Stunden tiefen, erholsamen Schlaf pro Nacht sorgen
- regelmäßige Schlafenszeiten, auch am Wochenende
- Chronobiologie beachten
- Schlafzimmer kühl halten und für absolute Dunkelheit sorgen
- WLAN nachts ausstellen, Handy aus- oder in den Flugmodus schalten
- technische Geräte im Schlafzimmer vermeiden, insbesondere leuchtenden Wecker
- etwa 2 Stunden vor der Schlafenszeit anregende Aktivitäten wie geistige Arbeit oder Fernsehen meiden
- Wecker stellen, der die Ruhezeit am Abend 2 Stunden vor der Schlafenszeit einläutet
- individuelles Abendritual entwickeln (z. B. Meditation, Lesen, Bad bei Kerzenschein, Dankbarkeitstagebuch, Plan für den nächsten Tag aufschreiben, Spaziergang)
- in ein auf den eigenen Körper angepasstes Schlafsystem investieren

Bewegung

- tägliche Bewegung möglichst an der frischen Luft, z. B. spazieren gehen, Sport, Mini-Trampolin
- nicht länger als eine Stunde am Stück sitzen
- wann und wo immer möglich, Bewegung in den Alltag einbauen (z. B. Treppe statt Aufzug, Auto weiter weg parken für kleinen Spaziergang)

Stressreduktion

- Möglichkeiten: Meditation, Gebet, Qi Gong, Yoga, Singen
  Wenigstens ein individuell entspannendes Ritual sollte in den Tagesablauf eingebaut sein.
- soziale Kontakte pflegen
  Der Mensch ist ein Herdentier, weil er in prähistorischen Zeiten nicht ohne die Sicherheit der Gruppe überleben konnte. Soziale Isolation bedeutet Stress.

Nützliche Stressreize

- Hitze (z. B. Sauna), Kälte (z. B. kaltes Duschen)
- kurze, aber intensive körperliche Anstrengung
- kurzzeitiges Fasten
- UV-Strahlung der Sonne (in Maßen und nur allmählich steigern)

Weitere Maßnahmen - möglichst in Absprache mit dem Therapeuten

Diese Empfehlungen beziehen sich vor allem auf hochwertige Nahrungsergänzung, da sich der Bedarf über die Nahrung oft nicht abdecken lässt.

- Einnahme von Pro- und Präbiotika
- Aktivierung der Mitochondrien mittels gezielter Nahrungsergänzung (sekundäre Pflanzenstoffe wie Polyphenole), Sport und eventuell Fasten
- optimale Versorgung mit Mikronährstoffen: Vitamine in natürlicher bzw. naturidentischer Form sowie Mineralien mit hoher Bioverfügbarkeit und guter Verträglichkeit
- optimale Versorgung mit langkettigen Omega-3-Fettsäuren (EPA, DHA) und essentiellen Aminosäuren

Literaturhinweise

Kapitel 1: Stille Entzündungen – Ursache chronischer Erkrankungen

Weiterführende wissenschaftliche Literatur

- Furman D, et al. Chronic inflammation in the etiology of disease across the life span. Nat Med 2019. 25(12):1822-1832.
- Khandekar MJ, et al. Molecular mechanisms of cancer development in obesity. Nat Rev Cancer 2011. 11(12):886-895.
- O'Donnell M, et al. Salt and cardiovascular disease: insufficient evidence to recommend low sodium intake. Eur Heart J 2020. 41(35):3363-3373.
- O'Donnell M, et al. Urinary sodium and potassium excretion, mortality, and cardiovascular events. N Engl J Med 2014. 371(7):612-623.
- Rogero MM and Calder PC. Obesity, Inflammation, Toll-Like Receptor 4 and Fatty Acids. Nutrients 2018. 10(4).
- Boulange CL, et al. Impact of the gut microbiota on inflammation, obesity, and metabolic disease. Genome Med 2016. 8(1):42.
- Pereira SS and Alvarez-Leite JI. Low-Grade Inflammation, Obesity, and Diabetes. Curr Obes Rep 2014. 3(4):422-431.
- Cox AJ, et al. Obesity, inflammation, and the gut microbiota. Lancet Diabetes Endocrinol 2015. 3(3):207-215.

Kapitel 2: Fette – die verkannten Gesundheitsbringer

Weiterführende allgemeinverständliche Literatur

- Domonoske C. 50 Years Ago, Sugar Industry Quietly Paid Scientists To Point Blame At Fat. 2016 [abgerufen am 07.08.2019]; https://www.npr.org/sections/thetwo-way/2016/09/13/493739074/50-years-ago-sugar-industry-quietly-paid-scientists-to-point-blame-at-fat?t=1565172021178.
- Ravnskov U, et al. Mythos Cholesterin: Die zehn größten Irrtümer. 2010: S. Hirzel Verlag.
- Taubes G. Good Calories, Bad Calories: Fats, Carbs, and the Controversial Science of Diet and Health. 2008: Anchor.

Weiterführende wissenschaftliche Literatur

- Waehler R. Fettige Therapeutika - Gesundheit & die richtigen Fette. OM & Ernährung 2020. Ausgaben Nr. 169 & 170.
- Cardoso DA, et al. A Coconut Extra Virgin Oil-Rich Diet Increases Hdl Cholesterol and Decreases Waist Circumference and Body Mass in Coronary Artery Disease Patients. Nutr Hosp 2015. 32(5):2144-2152.
- Harcombe Z, et al. Evidence from randomised controlled trials did not support the introduction of dietary fat guidelines in 1977 and 1983: a systematic review and meta-analysis. Open Heart 2015. 2(1):e000196.
- Harcombe Z. US dietary guidelines: is saturated fat a nutrient of concern? Br J Sports Med 2018.
- DiNicolantonio JJ, et al. Problems with the 2015 Dietary Guidelines for Americans: An Alternative. Mo Med 2016. 113(2):93-97.
- Ravnskov U, et al. The questionable benefits of exchanging saturated fat with polyunsaturated fat. Mayo Clin Proc 2014. 89(4):451-453.

- Harcombe Z. Designed by the food industry for wealth, not health: the ‚Eatwell Guide'. Br J Sports Med 2017. 51(24):1730-1731.
- Harcombe Z, Baker, J. S.;, Davies B. Food for Thought: Have We Been Giving the Wrong Dietary Advice? Food Nutr Sci 2013. 04:240–244.
- Kearns CE, et al. Sugar Industry and Coronary Heart Disease Research: A Historical Analysis of Internal Industry Documents. JAMA Intern Med 2016. 176(11):1680-1685.
- Ravnskov U. Lack of evidence that saturated fat causes cardiovascular disease. BMJ 2014. 348:g3205.
- Malhotra A, et al. Saturated fat does not clog the arteries: coronary heart disease is a chronic inflammatory condition, the risk of which can be effectively reduced from healthy lifestyle interventions. Br J Sports Med 2017. 51(15):1111-1112.
- Kummerow FA. The negative effects of hydrogenated trans fats and what to do about them. Atherosclerosis 2009. 205(2):458-465.
- Kummerow FA. Two lipids in the diet, rather than cholesterol, are responsible for heart failure and stroke. Clinical Lipidology 2014. 9(2):189-204.

Kapitel 3: Kohlenhydrate

Weiterführende allgemeinverständliche Literatur

- Jaminet, P. & Jaminet, S. C. Perfect Health Diet – Die sicherste Art sich zu ernähren. 2018: Thieme.
- Worm, N. Flexi-Carb: Mediterran genießen. Lebensstil beachten – Kohlenhydrate anpassen. Schlank und gesund bleiben. 2015: Riva.

Weiterführende wissenschaftliche Literatur

- Livesey G, et al. Dietary Glycemic Index and Load and the Risk of Type 2 Diabetes: A Systematic Review and Updated Meta-Analyses of Prospective Cohort Studies. Nutrients 2019. 11(6).
- Krauss RM. Atherogenic lipoprotein phenotype and diet-gene interactions. J Nutr 2001. 131(2):340S-343S.
- Popovich DG, et al. The Western Lowland Gorilla Diet Has Implications for the Health of Humans and Other Hominoids. The Journal of Nutrition 1997. 127(10):2000-2005.
- Lustig RH. Fructose: it's „alcohol without the buzz". Adv Nutr 2013. 4(2):226-235.
- Lim JS, et al. The role of fructose in the pathogenesis of NAFLD and the metabolic syndrome. Nat Rev Gastroenterol Hepatol 2010. 7(5):251-264.
- Hannou SA, et al. Fructose metabolism and metabolic disease. J Clin Invest 2018. 128(2):545-555.
- Lyssiotis CA and Cantley LC. Metabolic syndrome: F stands for fructose and fat. Nature 2013. 502(7470):181-182.
- Jang C, et al. The Small Intestine Converts Dietary Fructose into Glucose and Organic Acids. Cell Metab 2018. 27(2):351-361 e353.
- Waehler R. Fettige Therapeutika - Gesundheit & die richtigen Fette. OM & Ernährung 2020. Ausgaben Nr. 169 & 170.

Kapitel 4: Protein - Baustoff des Lebens

Weiterführende allgemeinverständliche Literatur

- Burgerstein L, et al. Handbuch Nährstoffe: Vorbeugen und heilen durch ausgewogene Ernährung ; alles über Spurenelemente, Vitamine und Mineralstoffe. 2012: TRIAS.
- Campbell NA, et al. Biologie für die Oberstufe - Themenband Ökologie. 2011: Pearson Schule.
- Jaminet, P. & Jaminet, S. C. Perfect Health Diet – Die sicherste Art sich zu ernähren. 2018: Thieme.

Weiterführende wissenschaftliche Literatur

- Moosburger DKA. Der Proteinstoffwechsel. [Internet]Jan 2001 August 2007[abgerufen am; https://www.dr-moosburger.at/wp-content/uploads/pub019.pdf.
- Clark HE, et al. Nitrogen balances of adult human subjects fed combinations of wheat, beans, corn, milk, and rice. The American journal of clinical nutrition 1973. 26(7):702-706.
- Benabe JE and Martinez-Maldonado M. The impact of malnutrition on kidney function. Miner Electrolyte Metab 1998. 24(1):20-26.
- Corish CA and Kennedy NP. Protein-energy undernutrition in hospital in-patients. Br J Nutr 2000. 83(6):575-591.
- Bistrian BR. Recent advances in parenteral and enteral nutrition: a personal perspective. JPEN J Parenter Enteral Nutr 1990. 14(4):329-334.
- Reynolds JV, et al. Impaired gut barrier function in malnourished patients. Br J Surg 1996. 83(9):1288-1291.
- Pollitt E. Developmental sequel from early nutritional deficiencies: conclusive and probability judgements. J Nutr 2000. 130(2S Suppl):350s-353s.
- Swick RW and Benevenga NJ. Labile protein reserves and protein turnover. J Dairy Sci 1977. 60(4):505-515.

- Rudman D, et al. Maximal rates of excretion and synthesis of urea in normal and cirrhotic subjects. J Clin Invest 1973. 52(9):2241-2249.
- McClellan WS and Du Bois EF. Clinical calorimetry XLV. Prolonged meat diets with a study of kidney function and ketosis. Journal of Biological Chemistry 1930. 87(3):651-668.
- Speth JD and Spielmann KA. Energy source, protein metabolism, and hunter-gatherer subsistence strategies. Journal of Anthropological Archaeology 1983. 2(1):1-31.
- Golenhofen K. Basislehrbuch Physiologie: Lehrbuch, Kompendium, Fragen und Antworten. 2006: Urban & Fischer Verlag/Elsevier GmbH.
- Macfarlane GT and Macfarlane S. Bacteria, colonic fermentation, and gastrointestinal health. J AOAC Int 2012. 95(1):50-60.
- Harder B. Ernährungsmedizin: „Die alten Zöpfe abschneiden“ ÄP Prävention 2008:12-14.
- Richter M, et al. for the German Nutrition Society (DGE). Vegan diet. Position of the German Nutrition Society (DGE). Ernahrungs Umschau 2016. 63(04): 92–102

Kapitel 5: Milch - ein problematisches Lebensmittel

Weiterführende allgemeinverständliche Literatur

- (IQWiG), I. f. Q. u. W. i. G. Laktoseintoleranz, <https://www.gesundheitsinformation.de/laktoseintoleranz.html#haeufigkeit> (14. November 2018).
- Dr. Claudia Müller, B. Laktoseintoleranz - :Nicht alle Milchprodukte unverträglich, <https://www.bzfe.de/ernaehrung/ernaehrungswissen/gesundheit/unvertraeglichkeiten-frei-von-im-trend/laktoseintoleranz/> (16.03.2020).

Weiterführende wissenschaftliche Literatur

- Lill C, et al. Milk allergy is frequent in patients with chronic sinusitis and nasal polyposis. Am J Rhinol Allergy 2011. 25(6):e221-224.
- Itan Y, et al. The origins of lactase persistence in Europe. PLoS Comput Biol 2009. 5(8):e1000491.
- Forsgård RA. Lactose digestion in humans: intestinal lactase appears to be constitutive whereas the colonic microbiome is adaptable. The American journal of clinical nutrition 2019. 110(2):273-279.
- de Vrese M, et al. Probiotics—compensation for lactase insufficiency. The American Journal of Clinical Nutrition 2001. 73(2):421s-429s.
- Johnson AO, et al. Adaptation of lactose maldigesters to continued milk intakes. The American Journal of Clinical Nutrition 1993. 58(6):879-881.
- He M, et al. Effects of cow's milk beta-casein variants on symptoms of milk intolerance in Chinese adults: a multicentre, randomised controlled study. Nutr J 2017. 16(1):72.
- Pal S, et al. Milk Intolerance, Beta-Casein and Lactose. Nutrients 2015. 7(9):7285-7297.
- Jianqin S, et al. Effects of milk containing only A2 beta casein versus milk containing both A1 and A2 beta casein proteins on gastrointestinal physiology, symptoms of discomfort, and cognitive behavior of people with self-reported intolerance to traditional cows' milk. Nutr J 2016. 15:35.
- Nilsen H, et al. Casein haplotypes and their association with milk production traits in Norwegian Red cattle. Genet Sel Evol 2009. 41(1):24.
- Bartley J and McGlashan SR. Does milk increase mucus production? Med Hypotheses 2010. 74(4):732-734.
- Michaëlsson K, et al. Milk intake and risk of mortality and fractures in women and men: cohort studies. Bmj 2014. 349:g6015.

- Ho S, et al. Comparative effects of A1 versus A2 beta-casein on gastrointestinal measures: a blinded randomised cross-over pilot study. Eur J Clin Nutr 2014. 68(9):994-1000.
- Sodhi M, et al. Milk proteins and human health: A1/A2 milk hypothesis. Indian J Endocrinol Metab 2012. 16(5):856.
- Ul Haq MR, et al. Comparative evaluation of cow β-casein variants (A1/A2) consumption on Th2-mediated inflammatory response in mouse gut. Eur J Nutr 2014. 53(4):1039-1049.
- Brooke-Taylor S, et al. Systematic Review of the Gastrointestinal Effects of A1 Compared with A2 β-Casein. Adv Nutr 2017. 8(5):739-748.
- Crowley ET, et al. Does milk cause constipation? A crossover dietary trial. Nutrients 2013. 5(1):253-266.
- Ding M, et al. Associations of dairy intake with risk of mortality in women and men: three prospective cohort studies. bmj 2019. 367.
- Sharp J. Infections associated with milk and dairy products in Europe and North America, 1980-85. Bulletin of the World Health Organization 1987. 65(3):397.
- Juhl CR, et al. Dairy intake and acne vulgaris: a systematic review and meta-analysis of 78,529 children, adolescents, and young adults. nutrients 2018. 10(8):1049.
- Brisabois A, et al. [Pathogenic organisms in milk and milk products: the situation in France and in Europe]. Rev Sci Tech 1997. 16(2):452-471.
- Doyle CJ, et al. Anaerobic sporeformers and their significance with respect to milk and dairy products. Int J Food Microbiol 2015. 197:77-87.
- Sharp JC. Infections associated with milk and dairy products in Europe and North America, 1980-85. Bull World Health Organ 1987. 65(3):397-406.
- Naser SA, et al. Mycobacterium avium subspecies paratuberculosis causes Crohn's disease in some inflammatory bowel disease patients. World J Gastroenterol 2014. 20(23):7403-7415.

- Filteau S. The influence of mastitis on antibody transfer to infants through breast milk. Vaccine 2003. 21(24):3377-3381.
- Sharma, N. et al. Bovine Mastitis: An Asian Perspective. Asian Journal of Animal and Veterinary Advances 2012. 7(6):454-476.

Kapitel 6: Getreide

Weiterführende allgemeinverständliche Literatur

- Jaminet, P. & Jaminet, S. C. Perfect Health Diet – Die sicherste Art sich zu ernähren. 2018: Thieme.
- Guyenet, S. Celiac and Fat-Soluble Vitamins, <http://wholehealthsource.blogspot.com/2008/06/more-fat-soluble-vitamin-musing-ii.html> (Monday, June 30, 2008).

Weiterführende wissenschaftliche Literatur

- Howdle PD. Gliadin, glutenin or both? The search for the Holy Grail in coeliac disease. Eur J Gastroenterol Hepatol 2006. 18(7):703-706.
- Drago S, et al. Gliadin, zonulin and gut permeability: Effects on celiac and non-celiac intestinal mucosa and intestinal cell lines. Scand J Gastroenterol 2006. 41(4):408-419.
- Fasano A. Zonulin and its regulation of intestinal barrier function: the biological door to inflammation, autoimmunity, and cancer. Physiol Rev 2011. 91(1):151-175.
- Sturgeon C and Fasano A. Zonulin, a regulator of epithelial and endothelial barrier functions, and its involvement in chronic inflammatory diseases. Tissue barriers 2016. 4(4):e1251384-e1251384.
- Tapia-Hernández JA, et al. Prolamins from cereal by-products: Classification, extraction, characterization and its applications in micro- and nanofabrication. Trends in Food Science & Technology 2019. 90:111-132.

- Rivabene R, et al. In vitro cytotoxic effect of wheat gliadin-derived peptides on the Caco-2 intestinal cell line is associated with intracellular oxidative imbalance: implications for coeliac disease. Biochim Biophys Acta 1999. 1453(1):152-160.
- Ciclitira PJ and Ellis HJ. In vivo gluten ingestion in coeliac disease. Dig Dis 1998. 16(6):337-340.
- Bernardo D, et al. Is gliadin really safe for non-coeliac individuals? Production of interleukin 15 in biopsy culture from non-coeliac individuals challenged with gliadin peptides. Gut 2007. 56(6):889-890.
- Sollid LM and Jabri B. Is celiac disease an autoimmune disorder? Curr Opin Immunol 2005. 17(6):595-600.
- Lammers KM, et al. Gliadin induces an increase in intestinal permeability and zonulin release by binding to the chemokine receptor CXCR3. Gastroenterology 2008. 135(1):194-204.e193.
- Fasano A. Systemic autoimmune disorders in celiac disease. Curr Opin Gastroenterol 2006. 22(6):674-679.
- Sapone A, et al. Zonulin upregulation is associated with increased gut permeability in subjects with type 1 diabetes and their relatives. Diabetes 2006. 55(5):1443-1449.
- MacFarlane AJ, et al. A type 1 diabetes-related protein from wheat (Triticum aestivum). cDNA clone of a wheat storage globulin, Glb1, linked to islet damage. J Biol Chem 2003. 278(1):54-63.
- Ch'ng CL, et al. Celiac disease and autoimmune thyroid disease. Clin Med Res 2007. 5(3):184-192.
- Naiyer AJ, et al. Tissue transglutaminase antibodies in individuals with celiac disease bind to thyroid follicles and extracellular matrix and may contribute to thyroid dysfunction. Thyroid 2008. 18(11):1171-1178.
- Sategna-Guidetti C, et al. Binding by serum IgA antibodies from patients with coeliac disease to monkey heart tissue. Scand J Gastroenterol 2004. 39(6):540-543.

- Askling J, et al. Cancer incidence in a population-based cohort of individuals hospitalized with celiac disease or dermatitis herpetiformis. Gastroenterology 2002. 123(5):1428-1435.
- Guyenet S. Celiac and Fat-Soluble Vitamins. Monday, June 30, 2008 [abgerufen am; http://wholehealthsource.blogspot.com/2008/06/more-fat-soluble-vitamin-musing-ii.html.
- West J, et al. Malignancy and mortality in people with coeliac disease: population based cohort study. Bmj 2004. 329(7468):716-719.
- Hoggan R. Considering wheat, rye, and barley proteins as aids to carcinogens. Med Hypotheses 1997. 49(3):285-288.
- Hadjivassiliou M, et al. Dietary treatment of gluten neuropathy. Muscle Nerve 2006. 34(6):762-766.
- Dickey W, et al. Reliance on serum endomysial antibody testing underestimates the true prevalence of coeliac disease by one fifth. Scand J Gastroenterol 2000. 35(2):181-183.
- Lebwohl B, et al. Association Between Celiac Disease and Mortality Risk in a Swedish Population. JAMA 2020. 323(13):1277-1285.
- Huebner FR, et al. Demonstration of high opioid-like activity in isolated peptides from wheat gluten hydrolysates. Peptides 1984. 5(6):1139-1147.
- Zioudrou C, et al. Opioid peptides derived from food proteins. The exorphins. J Biol Chem 1979. 254(7):2446-2449.
- Fukudome S and Yoshikawa M. Opioid peptides derived from wheat gluten: their isolation and characterization. FEBS Lett 1992. 296(1):107-111.
- Freye E. Opioide in der Medizin. 2009: Springer-Verlag.
- Ross-Smith P and Jenner FA. Diet (gluten) and schizophrenia. J Hum Nutr 1980. 34(2):107-112.
- Metcalfe DD, et al. Food Allergy: Adverse Reactions to Foods and Food Additives. 2011: Wiley.

- Dalla Pellegrina C, et al. Effects of wheat germ agglutinin on human gastrointestinal epithelium: insights from an experimental model of immune/epithelial cell interaction. Toxicol Appl Pharmacol 2009. 237(2):146-153.
- Brady PG, et al. Identification of the dietary lectin, wheat germ agglutinin, in human intestinal contents. Gastroenterology 1978. 75(2):236-239.
- Lorenzsonn V and Olsen WA. In vivo responses of rat intestinal epithelium to intraluminal dietary lectins. Gastroenterology 1982. 82(5 Pt 1):838-848.
- Sjölander A, et al. Morphological changes of rat small intestine after short-time exposure to concanavalin A or wheat germ agglutinin. Cell Struct Funct 1986. 11(3):285-293.
- Forbes RM, et al. Effects of Dietary Phytate, Calcium and Magnesium Levels on Zinc Bioavailability to Rats. The Journal of Nutrition 1984. 114(8):1421-1425.
- Al Hasan SM, et al. Dietary phytate intake inhibits the bioavailability of iron and calcium in the diets of pregnant women in rural Bangladesh: a cross-sectional study. BMC Nutrition 2016. 2(1):24.
- Gupta RK, et al. Reduction of phytic acid and enhancement of bioavailable micronutrients in food grains. Journal of Food Science and Technology 2015. 52(2):676-684.
- MASUD T, et al. Influence of processing and cooking methodologies for reduction of phytic acid content in wheat (Triticum Aestivum) varieties. Journal of Food Processing and Preservation 2007. 31(5):583-594.
- Lopez HW, et al. Prolonged Fermentation of Whole Wheat Sourdough Reduces Phytate Level and Increases Soluble Magnesium. Journal of Agricultural and Food Chemistry 2001. 49(5):2657-2662.
- Calasso M, et al. The sourdough fermentation may enhance the recovery from intestinal inflammation of coeliac patients at the early stage of the gluten-free diet. Eur J Nutr 2012. 51(4):507-512.

- Di Cagno R, et al. Gluten-free sourdough wheat baked goods appear safe for young celiac patients: a pilot study. J Pediatr Gastroenterol Nutr 2010. 51(6):777-783.

Kapitel 7: Histamin-Intoleranz

Weiterführende allgemeinverständliche Literatur

- Kauffmann, K. & Kauffmann S. Der Histamin-Irrtum: Weg von Radikaldiäten und Verbotslisten - die Formel für ein gesundes Leben MIT Histamin. 2021: VAK.

Weiterführende wissenschaftliche Literatur

- Maintz L and Novak N. Histamine and histamine intolerance. Am J Clin Nutr 2007. 85(5):1185-1196.
- Lieberman P. The basics of histamine biology. Ann Allergy Asthma Immunol 2011. 106(2 Suppl):S2-5.
- Kuefner MA, et al. Total histamine degradation capacity (THDC) as an important biological marker of histamine metabolism in human colonic mucosa. Inflamm Res 2002. 51 Suppl 1:S87-88.
- Jarisch R and Wantke F. Wine and headache. Int Arch Allergy Immunol 1996. 110(1):7-12.
- Sattler J and Lorenz W. Intestinal diamine oxidases and enteral-induced histaminosis: studies on three prognostic variables in an epidemiological model. J Neural Transm Suppl 1990. 32:291-314.
- Bottcher I and Klimek L. [Histamine intolerance syndrome. Its significance for ENT medicine]. HNO 2008. 56(8):776-783.
- Wantke F, et al. Histamine-free diet: treatment of choice for histamine-induced food intolerance and supporting treatment for chronic headaches. Clin Exp Allergy 1993. 23(12):982-985.
- Maintz L, et al. Die verschiedenen Gesichter der Histaminintoleranz. Dtsch Arztebl International 2006. 103(51-52):A-3477.

- San Mauro Martin I, et al. Histamine intolerance and dietary management: A complete review. Allergol Immunopathol (Madr) 2016. 44(5):475-483.
- Chung BY, et al. Effect of Different Cooking Methods on Histamine Levels in Selected Foods. Ann Dermatol 2017. 29(6):706-714.
- Johnston CS. The antihistamine action of ascorbic acid. Subcell Biochem 1996. 25:189-213.
- Martner-Hewes PM, et al. Vitamin B-6 nutriture and plasma diamine oxidase activity in pregnant Hispanic teenagers. Am J Clin Nutr 1986. 44(6):907-913.
- Schnedl WJ, et al. Diamine oxidase supplementation improves symptoms in patients with histamine intolerance. Food Sci Biotechnol 2019. 28(6):1779-1784.
- Kettner L, et al. Evaluation of porcine diamine oxidase for the conversion of histamine in food-relevant amounts. J Food Sci 2020. 85(3):843-852.
- Burns T, et al. Rook's textbook of dermatology. 2008: John Wiley & Sons.

Kapitel 8: Oxalat

Weiterführende wissenschaftliche Literatur

- Jaeger P and Robertson WG. Role of dietary intake and intestinal absorption of oxalate in calcium stone formation. Nephron Physiol 2004. 98(2):p64-71.
- Dunkelberg H. Handbuch der Lebensmitteltoxikologie: Belastungen, Wirkungen, Lebensmittelsicherheit, Hygiene. 1 (2007). 2007: WILEY-VCH.
- Moyad MA. Calcium oxalate kidney stones: another reason to encourage moderate calcium intakes and other dietary changes. Urol Nurs 2003. 23(4):310-313.

- Massey LK. Food oxalate: factors affecting measurement, biological variation, and bioavailability. J Am Diet Assoc 2007. 107(7):1191-1194; quiz 1195-1196.
- Lorenz EC, et al. Update on oxalate crystal disease. Curr Rheumatol Rep 2013. 15(7):340.
- Kaaroud El Jery H, et al. [Pathogenic factors in calcium oxalate stones: Epidemiological investigation]. Prog Urol 2016. 26(8):450-456.
- Verglag D. Lenesmittel - Calcium. 2021 [abgerufen am; http://www.vitalstoff-lexikon.de/Mineralstoffe/Calcium/Lebensmittel-.html.
- Charrier MJ, et al. Oxalate content and calcium binding capacity of tea and herbal teas. Asia Pac J Clin Nutr 2002. 11(4):298-301.
- Campieri C, et al. Reduction of oxaluria after an oral course of lactic acid bacteria at high concentration. Kidney Int 2001. 60(3):1097-1105.
- Noonan SC and Savage GP. Oxalate content of foods and its effect on humans. Asia Pac J Clin Nutr 1999. 8(1):64-74.
- Weiss C. Oxalic acid. Ernährungs Umschau 2009. 56(11):636-639.

Kapitel 9: Gut gekaut ist halb verdaut

Weiterführende wissenschaftliche Literatur

- Faller A. Der Körper des Menschen. 1995: Georg Thieme Verlag.
- Golenhofen K. Basislehrbuch Physiologie: Lehrbuch, Kompendium, Fragen und Antworten. 2006: Urban & Fischer Verlag/Elsevier GmbH.
- Schmidt R.F., Lang, F.; Thews, Heckmann, M.. Physiologie des Menschen mit Pathophysiologie. 2005: Springer.

Kapitel 10: Pro- und Präbiotika

Weiterführende wissenschaftliche Literatur

- Lovell RM and Ford AC. Global prevalence of and risk factors for irritable bowel syndrome: a meta-analysis. Clin Gastroenterol Hepatol 2012. 10(7):712-721 e714.
- Savin Z, et al. Smoking and the intestinal microbiome. Arch Microbiol 2018. 200(5):677-684.
- Purohit V, et al. Alcohol, intestinal bacterial growth, intestinal permeability to endotoxin, and medical consequences: summary of a symposium. Alcohol 2008. 42(5):349-361.
- Jernberg C, et al. Long-term ecological impacts of antibiotic administration on the human intestinal microbiota. ISME J 2007. 1(1):56-66.
- Thomas C, et al. Clostridium difficile-Associated Diarrhea: Epidemiological Data from Western Australia Associated with a Modified Antibiotic Policy. Clinical Infectious Diseases 2002. 35(12):1457-1462.
- Dethlefsen L and Relman DA. Incomplete recovery and individualized responses of the human distal gut microbiota to repeated antibiotic perturbation. Proc Natl Acad Sci U S A 2011. 108 Suppl 1:4554-4561.
- Mosca A, et al. Gut Microbiota Diversity and Human Diseases: Should We Reintroduce Key Predators in Our Ecosystem? Front Microbiol 2016. 7:455.
- Le Chatelier E, et al. Richness of human gut microbiome correlates with metabolic markers. Nature 2013. 500(7464):541-546.
- Fang S and Evans RM. Microbiology: Wealth management in the gut. Nature 2013. 500(7464):538-539.
- Sender R, et al. Revised Estimates for the Number of Human and Bacteria Cells in the Body. PLoS Biol 2016. 14(8):e1002533.
- Zhao L. The gut microbiota and obesity: from correlation to causality. Nat Rev Microbiol 2013. 11(9):639-647.

- Dimidi E, et al. The effect of probiotics on functional constipation in adults: a systematic review and meta-analysis of randomized controlled trials. Am J Clin Nutr 2014. 100(4):1075-1084.
- Salari P, et al. A meta-analysis and systematic review on the effect of probiotics in acute diarrhea. Inflamm Allergy Drug Targets 2012. 11(1):3-14.
- Didari T, et al. Effectiveness of probiotics in irritable bowel syndrome: Updated systematic review with meta-analysis. World J Gastroenterol 2015. 21(10):3072-3084.
- Shen J, et al. Effect of probiotics on inducing remission and maintaining therapy in ulcerative colitis, Crohn's disease, and pouchitis: meta-analysis of randomized controlled trials. Inflamm Bowel Dis 2014. 20(1):21-35.
- Sang LX, et al. Remission induction and maintenance effect of probiotics on ulcerative colitis: a meta-analysis. World J Gastroenterol 2010. 16(15):1908-1915.
- Ma YY, et al. Effects of probiotics on nonalcoholic fatty liver disease: a meta-analysis. World J Gastroenterol 2013. 19(40):6911-6918.
- Kang EJ, et al. The effect of probiotics on prevention of common cold: a meta-analysis of randomized controlled trial studies. Korean J Fam Med 2013. 34(1):2-10.
- McFarland LV. Meta-analysis of probiotics for the prevention of traveler's diarrhea. Travel Med Infect Dis 2007. 5(2):97-105.
- Stavropoulou E and Bezirtzoglou E. Probiotics in Medicine: A Long Debate. Front Immunol 2020. 11:2192.
- Oishi K, et al. Effect of probiotics, Bifidobacterium breve and Lactobacillus casei, on bisphenol A exposure in rats. Biosci Biotechnol Biochem 2008. 72(6):1409-1415.
- Islam SM, et al. Organophosphorus hydrolase (OpdB) of Lactobacillus brevis WCP902 from kimchi is able to degrade organophosphorus pesticides. J Agric Food Chem 2010. 58(9):5380-5386.

- Cho KM, et al. Biodegradation of chlorpyrifos by lactic acid bacteria during kimchi fermentation. J Agric Food Chem 2009. 57(5):1882-1889.
- Monachese M, et al. Bioremediation and tolerance of humans to heavy metals through microbial processes: a potential role for probiotics? Appl Environ Microbiol 2012. 78(18):6397-6404.
- Oh CK, et al. The depletion of sodium nitrite by lactic acid bacteria isolated from kimchi. J Med Food 2004. 7(1):38-44.
- Nowak A, et al. Probiotic lactic acid bacteria detoxify N-nitrosodimethylamine. Food Addit Contam Part A Chem Anal Control Expo Risk Assess 2014. 31(10):1678-1687.
- Shelor CP, et al. Breastfed infants metabolize perchlorate. Environ Sci Technol 2012. 46(9):5151-5159.
- Nowak A and Libudzisz Z. Ability of probiotic Lactobacillus casei DN 114001 to bind or/and metabolise heterocyclic aromatic amines in vitro. Eur J Nutr 2009. 48(7):419-427.
- Williams JM, et al. Epithelial cell shedding and barrier function: a matter of life and death at the small intestinal villus tip. Vet Pathol 2015. 52(3):445-455.
- Clevers H. The intestinal crypt, a prototype stem cell compartment. Cell 2013. 154(2):274-284.
- Rao JN and Wang JY. Regulation of Gastrointestinal Mucosal Growth, in Characteristics of Gut Mucosal Growth. 2010, Morgan & Claypool Life Sciences: San Rafael (CA).
- Waehler R. Präbiotika und die Behandlung des metabolischen Syndroms. OM & Ernährung 2015. Ausgabe Nr. 152:F11-F18.

Kapitel 11: Reizdarm

Weiterführende wissenschaftliche Literatur

- Ford AC, et al. Irritable Bowel Syndrome. N Engl J Med 2017. 376(26):2566-2578.
- Madisch A, et al. The Diagnosis and Treatment of Functional Dyspepsia. Dtsch Arztebl Int 2018. 115(13):222-232.
- Mearin F, et al. Bowel Disorders. Gastroenterology 2016.
- Schemann M. Reizdarm und Reizmagen – Pathophysiologie und Biomarker. Der Gastroenterologe 2017. 12(2):114-129.
- Altobelli E, et al. Low-FODMAP Diet Improves Irritable Bowel Syndrome Symptoms: A Meta-Analysis. Nutrients 2017. 9(9).
- Shepherd SJ, et al. Short-chain carbohydrates and functional gastrointestinal disorders. Am J Gastroenterol 2013. 108(5):707-717.
- Halmos EP, et al. A diet low in FODMAPs reduces symptoms of irritable bowel syndrome. Gastroenterology 2014. 146(1):67-75 e65.
- Bohn L, et al. Diet low in FODMAPs reduces symptoms of irritable bowel syndrome as well as traditional dietary advice: a randomized controlled trial. Gastroenterology 2015. 149(6):1399-1407 e1392.
- Gibson PR. The evidence base for efficacy of the low FODMAP diet in irritable bowel syndrome: is it ready for prime time as a first-line therapy? J Gastroenterol Hepatol 2017. 32 Suppl 1:32-35.
- Barrett JS. How to institute the low-FODMAP diet. J Gastroenterol Hepatol 2017. 32 Suppl 1:8-10.
- Berni Canani R, et al. Diagnosing and Treating Intolerance to Carbohydrates in Children. Nutrients 2016. 8(3):157-157.
- Bhesania N and Cresci GAM. A nutritional approach for managing irritable bowel syndrome. Current opinion in pediatrics 2017. 29(5):584-591.
- Catassi G, et al. The Low FODMAP Diet: Many Question Marks for a Catchy Acronym. Nutrients 2017. 9(3):292.

- Rao SS, et al. Systematic review: dietary fibre and FODMAP-restricted diet in the management of constipation and irritable bowel syndrome. Aliment Pharmacol Ther 2015. 41(12):1256-1270.
- Tuck C and Barrett J. Re-challenging FODMAPs: the low FODMAP diet phase two. J Gastroenterol Hepatol 2017. 32 Suppl 1:11-15.
- Varney J, et al. FODMAPs: food composition, defining cutoff values and international application. J Gastroenterol Hepatol 2017. 32 Suppl 1:53-61.
- Storr M. Der Ernährungsratgeber zur FODMAP-Diät: Die etwas andere Diät bei Reizdarm, Weizenunverträglichkeit und anderen Verdauungsstörungen. 2017: W. Zuckschwerdt Verlag.

Kapitel 12: Pilze und Parasiten

Weiterführende allgemeinverständliche Literatur

- Stockmann, S. Der Wurm und sein Mensch, <https://www.tz.de/leben/gesundheit/wurm-mensch-parasiten-alle-fakten-wuermern-parasiten-erkrankungen-meta-zr-6046837.html> (2020).

Weiterführende wissenschaftliche Literatur

- Cox, F. History of human parasitic diseases. Infectious disease clinics of North America 18, 171-188, table of contents (2004).
- Hallen-Adams, H. E. & Suhr, M. J. Fungi in the healthy human gastrointestinal tract. Virulence 8, 352-358 (2017).
- Jong, E. Intestinal parasites. Primary care 29, 857-877 (2002).
- Gupta, T. P. & Ehrinpreis, M. N. Candida-associated diarrhea in hospitalized patients. Gastroenterology 98, 780-785 (1990).
- Krause, R. & Reisinger, E. Candida and antibiotic-associated diarrhoea . Clin Microbiol Infect 11(1):1-2 (2005).

- Schulze, J. & Sonnenborn, U. Yeasts in the gut: from commensals to infectious agents. Deutsches Ärzteblatt International 106, 837 (2009).
- Höfs, S., Mogavero, S. & Hube, B. Interaction of Candida albicans with host cells: virulence factors, host defense, escape strategies, and the microbiota. Journal of Microbiology 54, 149-169 (2016).
- Andrutis, K. A., Riggle, P. J., Kumamoto, C. A. & Tzipori, S. Intestinal lesions associated with disseminated candidiasis in an experimental animal model. Journal of clinical microbiology 38, 2317-2323 (2000).
- Inoue, S., Wirman, J. A., Alexander, J. W., Trocki, O. & Cardell, R. R. Candida albicans translocation across the gut mucosa following burn injury. Journal of Surgical Research 44, 479-492 (1988).
- Jimenez-Lopez, C. & Lorenz, M. C. Fungal immune evasion in a model host–pathogen interaction: Candida albicans versus macrophages. PLoS Pathog 9, e1003741 (2013).
- Miles, M. R., Olsen, L. & Rogers, A. Recurrent vaginal candidiasis: importance of an intestinal reservoir. Jama 238, 1836-1837 (1977).
- Marshall, J. C., Christou, N. V. & Meakins, J. L. The gastrointestinal tract. The“ undrained abscess“ of multiple organ failure. Annals of surgery 218, 111 (1993).
- Zangl, I., Pap, I.-J., Aspöck, C. & Schüller, C. The role of Lactobacillus species in the control of Candida via biotrophic interactions. Microb Cell 7, 1-14, doi:10.15698/mic2020.01.702 (2019).
- Eckmann, L. & Gillin, F. D. Microbes and microbial toxins: paradigms for microbial-mucosal interactions I. Pathophysiological aspects of enteric infections with the lumen-dwelling protozoan pathogen Giardia lamblia. American Journal of Physiology-Gastrointestinal and Liver Physiology 280, G1-G6 (2001).
- Berrilli, F., Di Cave, D., Cavallero, S. & D‘Amelio, S. Interactions between parasites and microbial communities in the human gut. Frontiers in cellular and infection microbiology 2, 141 (2012).

- Hart, B. L. & Hart, L. A. How mammals stay healthy in nature: the evolution of behaviours to avoid parasites and pathogens. Philosophical Transactions of the Royal Society B: Biological Sciences 373, 20170205 (2018).
- Giannella, R. A., BROITMAN, S. A. & ZAMCHECK, N. Influence of gastric acidity on bacterial and parasitic enteric infections: a perspective. Annals of Internal Medicine 78, 271-276 (1973).
- Ndjonka, D., Rapado, L. N., Silber, A. M., Liebau, E. & Wrenger, C. Natural products as a source for treating neglected parasitic diseases. International Journal of Molecular Sciences 14, 3395-3439 (2013).
- Blitz, J., Riddle, M. S. & Porter, C. K. The risk of chronic gastrointestinal disorders following acute infection with intestinal parasites. Frontiers in microbiology 9, 17 (2018).
- Mohammadi, R., Hosseini-Safa, A., Ardakani, M. J. E. & Rostami-Nejad, M. The relationship between intestinal parasites and some immune-mediated intestinal conditions. Gastroenterology and hepatology from bed to bench 8, 123 (2015).
- Leonardi-Bee, J., Pritchard, D., Britton, J. & Collaboration, P. i. A. Asthma and current intestinal parasite infection: systematic review and meta-analysis. American journal of respiratory and critical care medicine 174, 514-523 (2006).
- Pastille, E. et al. Intestinal helminth infection drives carcinogenesis in colitis-associated colon cancer. PLoS pathogens 13, e1006649 (2017).
- Tanasescu, R. & Constantinescu, C. S. in Emerging and Evolving Topics in Multiple Sclerosis Pathogenesis and Treatments 195-220 (Springer, 2014).
- Zavala, G. et al. Intestinal parasites: Associations with intestinal and systemic inflammation. Parasite immunology 40, e12518 (2018).

- Philips, C. A. et al. Modulating the Intestinal Microbiota: Therapeutic Opportunities in Liver Disease. Journal of Clinical and Translational Hepatology 8, 87 (2020).

Kapitel 13: Mitochondrien

Weiterführende allgemeinverständliche Literatur

- Lane N, et al. Der Funke des Lebens: Energie und Evolution. 2017: wbg Theiss.
- Lane N. Power, Sex, Suicide: Mitochondria and the Meaning of Life. 2018: Oxford University Press.

Weiterführende wissenschaftliche Literatur

- Müller-Esterl W. Biochemie: Eine Einführung für Mediziner und Naturwissenschaftler - Unter Mitarbeit von Ulrich Brandt, Oliver Anderka, Stefan Kerscher, Stefan Kieß und Katrin Ridinger. 2017: Springer Berlin Heidelberg.
- McInerney JO, et al. The hybrid nature of the Eukaryota and a consilient view of life on Earth. Nat Rev Microbiol 2014. 12(6):449-455.
- Penzlin H. Das Phänomen Leben: Grundfragen der Theoretischen Biologie. 2015: Springer Berlin Heidelberg.
- Bermejo-Nogales A, et al. Unraveling the molecular signatures of oxidative phosphorylation to cope with the nutritionally changing metabolic capabilities of liver and muscle tissues in farmed fish. PLoS One 2015. 10(4):e0122889.
- Miller WL. Steroid hormone synthesis in mitochondria. Mol Cell Endocrinol 2013. 379(1-2):62-73.
- Roden M. Mitochondrial endocrinology--mitochondria as key to hormones and metabolism. Mol Cell Endocrinol 2013. 379(1-2):1.
- Barron AM and Pike CJ. Sex hormones, aging, and Alzheimer‘s disease. Front Biosci (Elite Ed) 2012. 4:976-997.

- Straub RH. Interaction of the endocrine system with inflammation: a function of energy and volume regulation. Arthritis Res Ther 2014. 16(1):203.
- Horstman AM, et al. The role of androgens and estrogens on healthy aging and longevity. J Gerontol A Biol Sci Med Sci 2012. 67(11):1140-1152.
- Nelson DL and Cox MM. Lehninger Principles of Biochemistry: 6th Edition. 2012: Macmillan Learning.
- Stoker ML, et al. Impact of pharmacological agents on mitochondrial function: a growing opportunity? Biochem Soc Trans 2019. 47(6):1757-1772.
- Kalghatgi S, et al. Bactericidal antibiotics induce mitochondrial dysfunction and oxidative damage in Mammalian cells. Sci Transl Med 2013. 5(192):192ra185.
- Singh R, et al. Side effects of antibiotics during bacterial infection: Mitochondria, the main target in host cell. Mitochondrion 2014. 16:50-54.
- Gupta SC, et al. Upsides and downsides of reactive oxygen species for cancer: the roles of reactive oxygen species in tumorigenesis, prevention, and therapy. Antioxid Redox Signal 2012. 16(11):1295-1322.
- Chassaing B, et al. Dietary emulsifiers impact the mouse gut microbiota promoting colitis and metabolic syndrome. Nature 2015. 519(7541):92-96.
- Lakhan SE and Kirchgessner A. Gut inflammation in chronic fatigue syndrome. Nutr Metab (Lond) 2010. 7:79.
- Sheedy JR, et al. Increased D-Lactic Acid Intestinal Bacteria in Patients with Chronic Fatigue Syndrome. In Vivo 2009. 23(4):621.
- Ling B, et al. D-Lactate altered mitochondrial energy production in rat brain and heart but not liver. Nutrition & Metabolism 2012. 9(1):6.
- den Besten G, et al. The role of short-chain fatty acids in the interplay between diet, gut microbiota, and host energy metabolism. J Lipid Res 2013. 54(9):2325-2340.

Kapitel 14: Chronobiologie

Weiterführende allgemeinverständliche Literatur

- Panda, Satchin, Der Zirkadian-Code: Erholsam schlafen, Gewicht reduzieren, gesund sein. So leben Sie im Einklang mit Ihrer inneren Uhr. 2019: VAK 2019.

Wissenschaftliche Literatur

- Bass J and Lazar MA. Circadian time signatures of fitness and disease. Science 2016. 354(6315):994-999.
- Panda S. Circadian physiology of metabolism. Science 2016. 354(6315):1008-1015.
- Morgan MN, et al. The Cancer Clock Is (Not) Ticking: Links between Circadian Rhythms and Cancer. Clocks Sleep 2019. 1(4):435-458.
- Fagundo-Rivera J, et al. Relationship between Night Shifts and Risk of Breast Cancer among Nurses: A Systematic Review. Medicina (Kaunas) 2020. 56(12).
- Emens JS and Burgess HJ. Effect of Light and Melatonin and Other Melatonin Receptor Agonists on Human Circadian Physiology. Sleep Med Clin 2015. 10(4):435-453.
- Gamble KL, et al. Circadian clock control of endocrine factors. Nat Rev Endocrinol 2014. 10(8):466-475.
- Sulli G, et al. Training the Circadian Clock, Clocking the Drugs, and Drugging the Clock to Prevent, Manage, and Treat Chronic Diseases. Trends Pharmacol Sci 2018. 39(9):812-827.
- Chaix A, et al. Time-Restricted Feeding Prevents Obesity and Metabolic Syndrome in Mice Lacking a Circadian Clock. Cell Metab 2019. 29(2):303-319 e304.

Bildnachweise

Quellenangabe / Bildnachweis

Abbildung 1. Ursachen und Folgen stiller Entzündungen
flaticon, icon modifiziert

Abbildung 4. Sowohl ω6- als auch ω3-Fettsäuren sind essentiell für unsere Gesundheit.
flaticon free und eigene grafiken/icons

Abbildung 5. Folgen eines Mangels langkettiger ω3-Fettsäuren.
flaticon free und eigene grafiken/icons

Abbildung 9. Wege von Glucose und Fructose im Körper
flaticon free

Abbildung 10. Hoher Fructosekonsum führt zu Krankheiten
flaticon free und eigenen icons

Abbildung 13. Verdauungstrakt des Menschen
Keine Quelle, Basis bezogen via freepik und dann selbst modifiziert

Abbildung 14. Ursachen und Folgen abnehmender mikrobieller Vielfalt im Darm
flaticon free

Abbildung 16. Einfluss von Glyphosat auf das Mikrobiom.
Icons von flaticon free und dann modifiziert

Abbildung 17. Nachteilige Wirkung von Parasiten und Pilzen
Keine Quelle, Basis bezogen via freepik und dann selbst modifiziert

Abbildung 18. Positive Wirkungen von Bitterstoffen,
Pro- undPräbiotika
Keine Quelle, Basis bezogen via freepik und dann selbst modifiziert

Abbildung 19. Yoda
istock / id 539206199 / user jpgfactory

Abbildung 20. Typische Abbildung einer menschlichen Zelle mit Mitochondrien
istock / id 479536013/ user blueringmedia

Abbildung 22. Ursache und Folgen eines Mangels an Steroidhormonen
Keine Quelle, von flaticon free und dann modifiziert

Abbildung 23. Ursachen für Störung der Mitochondrienfunktion
Mitochondrie: istock / id 538947511 / user ClusterX

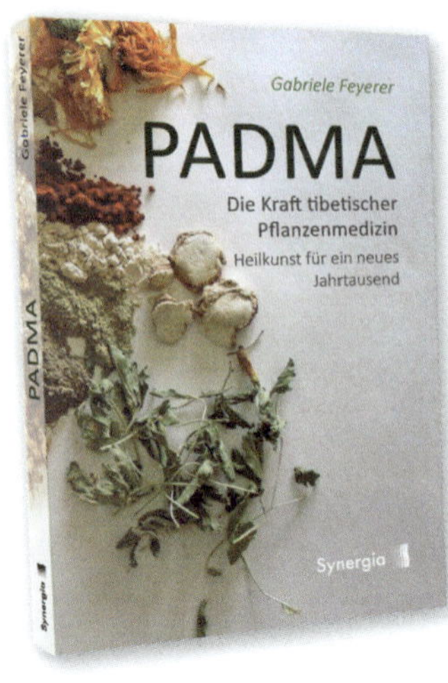

Padma

Die Kraft tibetischer Pflanzenmedizin

Gabriele Feyerer

Unter der Bezeichnung „Padma" werden seit über fünfzig Jahren in der Schweiz hochwertige Kräutermischungen nach original tibetischen Rezepturen für ganz Europa und Übersee produziert. Die Verwendung dieser hoch qualitativen Pflanzenrezepturen reicht von ärztlichen Praxen bis in die persönliche „Hausapotheke". Besonders in der heutigen Zeit können sie als „Booster" für unser Immunsystem gelten.

312 Seiten, Hardcover, m. vielen farbigen Abbildungen, gebunden
ISBN: 978-3-907246-30-6 **24,90 €**

Möhrensuppe statt Kortison

Morbus Crohn, Colitis Ulcerosa und Arthritis mit natürlichen Alternativen erfolgreich behandeln

Dr. rer. nat. Dirk Klante

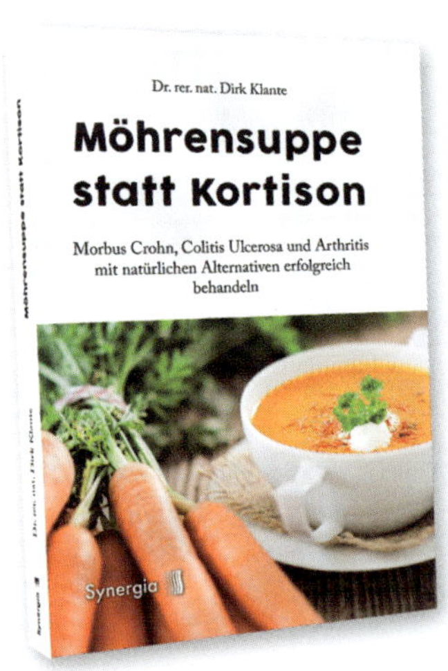

Wenn Sie es als Morbus-Crohn- oder Colitis-Ulcerosa-Patient leid sind, durch eine furchtbare Therapiemühle gedreht zu werden, um sich anschließend nicht mehr wiederzuerkennen, dann werden Sie in diesem Buch fündig. Was Sie durchgemacht haben und wie Sie sich fühlen, wenn Sie sich vor Schmerzen krümmen, blutige Durchfälle erleiden, Angst vor einem künstlichem Darmausgang haben etc., ist mir aus eigener Erfahrung bekannt.

7. Auflage 2018, 124 Seiten, kartoniert mit Klappen
ISBN: 978-3-944615-34-9 **15,90 €**

Vitamine die bessere Medizin

Wie Sie einfach gesünder leben können

Dr. rer. nat. Dirk Klante

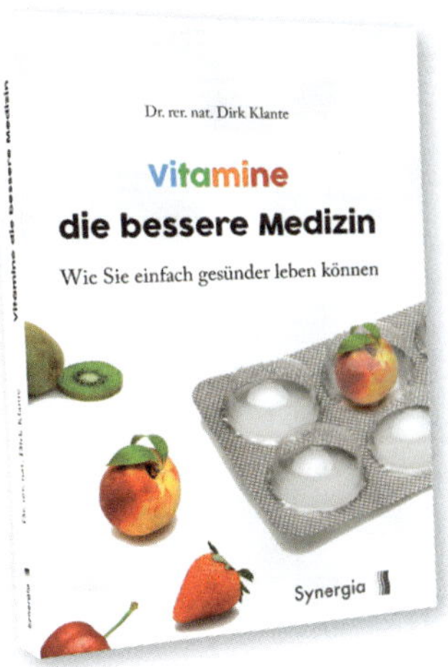

Erfahren Sie…

- Welche Vitamine und weiteren Substanzen wir brauchen, um gesund zu sein,
- wie sich der Bedarf bei Stress oder im Krankheitsfall ändert,
- was zu tu ist bei Infekten und vielen anderen Krankheiten.

Schieben Sie Ihre Vorsorge nicht auf, sondern beginnen Sie jetzt!

216 Seiten, kartoniert mit Klappen
ISBN: 978-3-906873-73-2
19,90 €

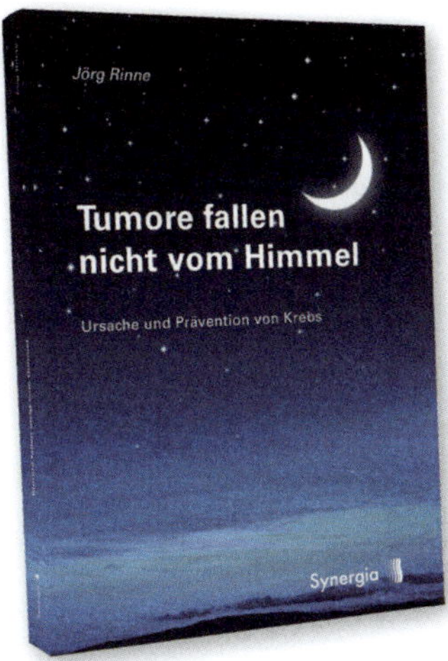

Tumore fallen nicht vom Himmel

Entstehung und Prävention von Krebs

Jörg Rinne

In diesem Buch zeigt Jörg Rinne die wichtigsten Ursachen in der Entstehung von Krebs und viele Möglichkeiten der Vorbeugung. Anhand zahlreicher Quellen wird belegt, dass die Lebensweise eines Menschen sowie viele verschiedene Kausalfaktoren mit der Wahrscheinlichkeit der Tumorbildung unmittelbar zusammenhängen.

Beispiele aus der Medizingeschichte der Krebsforschung werden angeführt, um die Sichtweise in der Tumorentstehung in verschiedenen Epochen darzustellen.

4. überarb. Auflage 2013, 130 Seiten, m. Abbildungen, kartoniert
ISBN: 978-3-940392-16-9
12,90 €